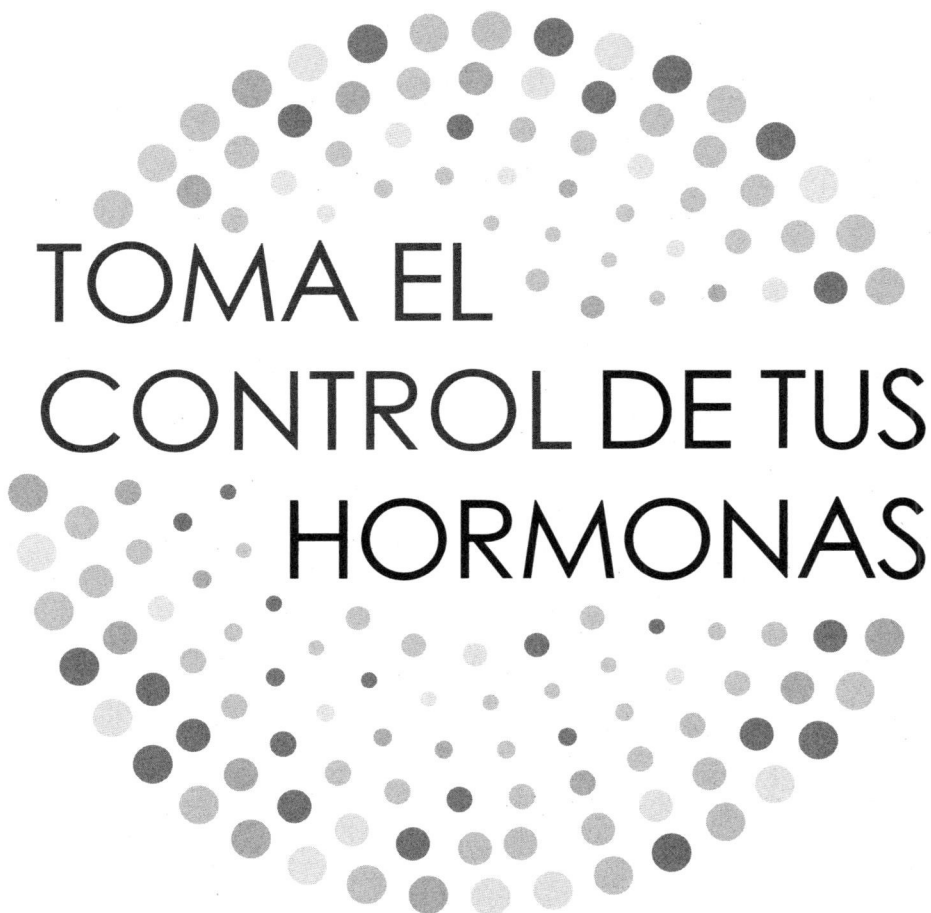

TOMA EL CONTROL DE TUS HORMONAS

Lara Marín López

TOMA EL CONTROL DE TUS HORMONAS

Recupera tu bienestar y supera
los retos hormonales del día a día

DIANA

A ti, que me hiciste ver con mayor claridad la fuerza y fragilidad del cuerpo femenino. Que me mostraste lo divino en lo efímero y me inspiraste a honrar lo que duele, lo que sana, y lo que enciende el deseo de un mundo más justo para nosotras.

Obra editada en colaboración con Editorial Planeta – España

© del texto: Lara Marín López
Revisión final del texto: Anna Ubach

Diseño de portada: Planeta Arte & Diseño

© 2024, Editorial Planeta, S.A. – Barcelona, España

Derechos reservados

© 2025, Editorial Planeta Mexicana, S.A. de C.V.
Bajo el sello editorial DIANA M.R.
Avenida Presidente Masarik núm. 111,
Piso 2, Polanco V Sección, Miguel Hidalgo
C.P. 11560, Ciudad de México
www.planetadelibros.com.mx

Primera edición impresa en España: noviembre de 2024
ISBN: 978-84-480-4213-4

Primera edición impresa en México: mayo de 2025
ISBN: 978-607-39-2721-5

Impreso en los talleres de Corporación en Servicios
Integrales de Asesoría Profesional, S.A. de C.V.,
Calle E # 6, Parque Industrial
Puebla 2000, C.P. 72225, Puebla, Pue.
Impreso y hecho en México / *Printed in Mexico*

ÍNDICE

Introducción   11

1. El sueño   15

2. El estado de ánimo   37

3. La energía   57

4. El dolor   77

5. El sexo   103

6. El acúmulo de grasa   129

7. La termorregulación y la temperatura   151

8. El hambre   171

9. Los tóxicos ambientales   193

Conclusión   205

Bonus   207

Agradecimientos   217

INTRODUCCIÓN

Mi vida siempre ha estado unida al mundo de las hormonas. En la adolescencia empecé a tener un montón de problemas con los ciclos: me salían granos dolorosísimos, padecía sangrados superabundantes, mis reglas eran irregulares... La única solución que me daban los médicos era que me tomara la píldora anticonceptiva. ¿Te suena?

Por desgracia, por aquella época había muy poca información y no sabíamos que cambiar de hábitos era beneficioso para las hormonas. Yo no comía mal, pero no sabía lo que sé ahora, así que fui gestionando este tema lo mejor que pude. Por casualidades de la vida, cuando ya me había graduado en Enfermería y Nutrición, di con un curso de medicina tradicional china que empezó a cambiar mi forma de ver el mundo de las hormonas.

Casi al mismo tiempo, empecé a formarme como doula. No sé si sabes lo que es, pero, para resumirlo, la doula es una mujer que acompaña a otras y a sus familias durante el embarazo, parto y posparto. Dio la casualidad de que en aquel momento transmitieron por televisión el episodio de un programa en el que nos pintaron como si fuéramos brujas, lo que provocó que aparecieran un montón de voces críticas y gente que pensó que era una figura que intentaba alejar al padre del paritorio. ¡¡Por supuesto que no!!

Okey, no somos personal sanitario, únicamente la figura emocional que conoce y acompaña a la madre y a su familia sin juicios (¡ni más ni menos!). Gracias a esa experiencia, tuve el privilegio de estar presente en el nacimiento de nuevas vidas y de ver de primera mano que las hormonas juegan un papel crucial en cada etapa del proceso. Ser doula me ha enseñado la importancia de la empatía, el apoyo emocional y la fortaleza que reside en cada mujer.

Mientras me seguía formando y ampliando mi mirada al respecto, me convertí en madre de dos niños maravillosos. Durante esa pericia maternal, uno de mis mayores aprendizajes, dediqué innumerables horas a estudiar y entender los complejos procesos hormonales que nos afectan a las mujeres a lo largo de la vida. Así, poco a poco, fui forjando lo que hoy es mi consultorio de nutrición especializada en la mujer —me encontrarás en <laramarinlopez.com>—, ya que casi todas mis pacientes son mujeres. Cada consulta ha sido y es una lección que me brinda la posibilidad de comprender cómo las hormonas afectan no solo al cuerpo, sino también a la mente y al espíritu.

He aprendido que cada mujer es única y que su bienestar hormonal requiere de un enfoque personalizado y holístico. Como dije hace poco por las redes, amo a la mujer. Creo que somos increíbles y que, debido a las hormonas, nos toca vivir los procesos vitales de una manera muy diferente a los hombres. Lo que pretendo con este libro es compartir el conocimiento y la experiencia que he acumulado durante este tiempo para ayudarte a entender y gestionar tus hormonas, esas que a veces te ponen la vida patas arriba. Espero que, al leer estas páginas, encuentres respuestas, alivio y una mayor conexión con tu cuerpo.

En cada capítulo, centrado en los distintos ámbitos de la vida que se ven afectados por este proceso hormonal, encontrarás unos apartados comunes que te permitirán tomar las riendas del asunto y no dejar que estas pequeñuelas te resten calidad de vida:

1. **Caso clínico.** He decidido empezar cada capítulo con un caso real —aunque con el nombre de la protagonista cambiado, para mantener su privacidad—, para que veas que hay más gente que tiene el mismo problema que tú y que, haciendo algunos cambios en su alimentación y estilo de vida, hemos conseguido grandes logros.

2. **Hormonas implicadas en ese aspecto.** Es importante conocer a los actores de cada película antes de adentrarnos en cómo mejorarla, de manera que redunde en todo el organismo. Comprender cómo funcionan tus hormonas es imprescindible para que entiendas lo que hay que hacer si quieres mejorar tu salud.

3. **Influencia del ciclo menstrual.** Las mujeres somos cíclicas por las hormonas que están implicadas en cada fase. Si te observas, verás cómo diferentes síntomas, estados de ánimo y conductas se repiten mes a mes. Las distintas hormonas fluctúan en cada fase, así que, como el conocimiento es poder, te invito a que veas qué sucede en cada momento respecto al tema del que trata el capítulo para que sepas qué te pasa y puedas vivir esos días de la mejor manera posible.

Nota: como verás, el ciclo está dividido en cuatro fases, y cada una se da en ciertos días del ciclo. Lo que pretendo con ello es que entiendas cómo funciona el ciclo menstrual, pero los días son aproximados. No todas las mujeres tienen la misma duración de las fases ni ovulan en el día 14. Hay mujeres que lo hacen en el día 12 y otras en el 16. ¡Tranquila, todo está bien!

4. **Alimentación.** A medida que avances en la lectura, te darás cuenta de que la alimentación influye mucho (tanto para bien como para mal) en el equilibrio hormonal. Aprender a usarla a tu favor evitará que las

hormonas te impidan tener la calidad de vida que mereces. Además, en cada capítulo incluyo algunas de mis recetas favoritas relacionadas con la mejora del tema que se está tratando en él.

5. **Suplementación.** Mientras que la alimentación saludable y los buenos hábitos de vida son fundamentales, un pequeño empujón con suplementos naturales puede marcar la diferencia en la regulación hormonal y la salud metabólica de las mujeres.

Espero que este aperitivo te haya abierto el apetito y estés lista para tomar el control de tus hormonas. ¡Vamos a comenzar!

P. D. Al final del libro encontrarás un regalito que preparé para ti con mucho cariño. Podrás usarlo según el momento de la vida o del ciclo en el que te encuentres, pero estoy segura de que te será muy útil.

LARA MARÍN

1
EL SUEÑO

¿Cómo funciona el sueño? ¿Qué factores femeninos pueden mejorarlo o empeorarlo? Te invito a que me acompañes en este capítulo, en el que te darás cuenta de que las hormonas nos pueden jugar muy malas pasadas en determinados momentos de la vida. Juntas buscaremos remedios naturales para superar estos pequeños baches.

Caso clínico. Recuperando el sueño perdido

Pilar, una mujer de cuarenta y ocho años, llegó a mi consultorio agotada y frustrada. Durante los últimos meses, había experimentado problemas significativos con el sueño, caracterizados por múltiples despertares nocturnos y dificultad constante para volver a conciliarlo. Todo esto venía acompañado de sudoración profunda y dolores articulares. Este patrón interrumpido no solo afectaba su energía diaria, sino que comenzaba a impactar en su salud hormonal y en el bienestar general.

Después de implementar cambios en la dieta —como reducir los picos de glucosa y consumir alimentos más altos en grasas saludables y proteínas de calidad, junto con algunos suplementos—, Pilar experimentó una mejora significativa en la calidad del sueño. Poco a poco sus despertares nocturnos se redujeron y, las noches en que le pasaba, recuperaba el sueño con rapidez. Además, su nivel de energía diaria aumentó y notó una mejora en el estado de ánimo y la capacidad para manejar el estrés. Al poco tiempo, su energía era increíble, el dolor había desaparecido y no había ni rastro de esos sudores tan desagradables.

El caso de Pilar demuestra la importancia de la dieta y el estilo de vida a la hora de regular el sueño y la salud hormonal. Al reducir los picos de glucosa y adoptar hábitos alimenticios y de suplementación adecuados, las mujeres pueden mejorar la calidad del sueño y, en consecuencia, su bienestar general. La clave está en entender la conexión entre el momento vital que estamos viviendo, lo que comemos y cómo dormimos para tomar el control de las hormonas y la salud.

Dramas

El sueño es una parte fundamental de la salud y el bienestar de cualquier persona. Seguro que en algún momento de tu vida has pasado una noche sin pegar ojo —ya sea por un problema, por el calor o por nada en concreto— y estoy convencida de que sabes que la sensación es irritante y agotadora, ¿verdad? Para empezar, quédate con esta idea: dormir bien tiene efectos importantísimos en la regulación del azúcar, del hambre y de la saciedad al día siguiente.

Para las mujeres, la calidad y la duración del sueño pueden verse influidas por una gran variedad de factores. Y las hormonas, evidentemente, juegan un papel importantísimo en él. Sin embargo, otros factores como la alimentación, la

16

gestión del estrés, el deporte y la exposición a la luz natural y artificial impactan también en la calidad y cantidad de sueño.

Durante algunos momentos de la vida, el sueño puede verse muy afectado. Uno de ellos es la fase premenstrual, momento en que algunas mujeres experimentan noches de insomnio, se despiertan continuamente o padecen sudoraciones nocturnas. ¿El motivo? Las hormonas, como veremos más adelante.

Otras mujeres pueden notar cambios en el sueño durante el embarazo, lo cual, aunque digan que es un entrenamiento para lo que viene después, no alivia nada, y puede resultar agotador. Bastante es estar haciendo un ser humano entero dentro de nosotras para encima no poder dormir como nos merecemos.

Las mujeres que más suelen quejarse de este tema son las que ya han entrado en la perimenopausia o están en la menopausia. En esta etapa, muchas sienten cambios tremendos que a veces merman su calidad de vida. ¡Pero podemos hacer mucho para mejorarla! Sigue leyendo...

Hormonas implicadas en el sueño

Las hormonas desempeñan un papel crucial en la regulación de todos los procesos del cuerpo, y, evidentemente, también del sueño. Muchas de ellas están involucradas en nuestro descanso, así que vamos a verlas una a una para identificar las causas y las posibles soluciones al insomnio y a la mala calidad del descanso.

Melatonina

Conocida como la hormona del sueño, se produce en la glándula pineal. Es la que ayuda a regular el ciclo sueño-vigilia y prepara el cuerpo para dormir. Podríamos decir que es la que nos acuna y nos duerme. Si se ve alterada, por ejemplo, por el calor, notarás que el sueño no llega.

Los niveles de melatonina comienzan a aumentar por la tarde y alcanzan su pico durante la noche, lo que promueve la somnolencia y facilita el inicio del sueño. Al amanecer, esos niveles disminuyen, de manera que ayuda al cuerpo a despertar y mantenerse alerta durante el día. La exposición a la luz —en especial a la luz azul que emiten las pantallas— puede inhibir la liberación de melatonina, lo que impide conciliar el sueño. Aunque la melatonina se conoce más por su papel en el inicio del sueño, también contribuye a su calidad, ya que lo estabiliza y puede aumentar la proporción de sueño REM —cuyo nombre proviene de la expresión inglesa «Rapid Eye Movement», que se traduce como «movimiento rápido de los ojos»—, básico para la restauración cognitiva y emocional.

¿Cuáles son los beneficios de contar con un buen nivel de melatonina en el cuerpo?

- Además del ciclo sueño-vigilia, regula otros ritmos circadianos, como la temperatura corporal, la liberación de hormonas y la tensión arterial. Mantener unos ritmos adecuados es crucial para la salud general y el buen funcionamiento del organismo.

- Actúa como antioxidante, ya que protege las células del daño que nos causan los radicales libres, ayuda a neutralizar los compuestos dañinos y reduce el estrés oxidativo en el cuerpo. Esta propiedad antioxidante puede ser beneficiosa para prevenir enfermedades cardiovasculares, neurodegenerativas y crónicas, como el cáncer.

- Puede tener efectos cardioprotectores al reducir la tensión arterial, mejorar la función endotelial y disminuir la inflamación en los vasos sanguíneos. Estas propiedades pueden reducir el riesgo de las enfermedades cardiovasculares, como hipertensión y aterosclerosis.

- Regula los neurotransmisores que afectan el estado de ánimo, como la serotonina. Al mantener un equilibrio adecuado, influye en el bienestar emocional.
- Desempeña un papel fundamental en la modulación del sistema inmunitario, dado que mejora la respuesta inmune al aumentar la producción de proteínas esenciales. Esto nos ayuda a proteger el cuerpo contra infecciones y enfermedades, y puede acelerar la recuperación.
- Protege las células de la retina contra el daño oxidativo y puede regular los ritmos circadianos del ojo. Es beneficiosa en la prevención de las enfermedades oculares, como la degeneración macular relacionada con la edad y el glaucoma.
- Influye en la regulación del metabolismo de la glucosa y los lípidos, lo que afecta el balance energético y el peso corporal. Puede ser útil en el manejo de trastornos metabólicos como la obesidad y la diabetes tipo 2.
- Protege las neuronas del daño oxidativo y la apoptosis (muerte celular programada). También puede influir en la neurogénesis, la formación de nuevas neuronas. Estas propiedades neuroprotectoras pueden ser beneficiosas en la prevención y el tratamiento de las enfermedades neurodegenerativas como el alzhéimer y el párkinson.
- Influye en la función reproductiva al regular la liberación de las hormonas reproductivas como la luteinizante (LH) y la foliculoestimulante. Puede ayudar en el manejo de los trastornos reproductivos y mejorar la fertilidad.

Como ves, la melatonina es una hormona multifuncional que tiene un papel básico en muchos procesos fisiológicos que van mucho más allá de la regulación del sueño. Dormir es tan importante para la salud como la alimentación y el movimiento.

Cortisol

Esta hormona glucocorticoide producida por las glándulas suprarrenales desempeña un papel crucial en la regulación del sueño. El cortisol sigue un ritmo circadiano, con niveles que varían a lo largo del día. Podríamos decir que los pasos de baile del cortisol son justo los contrarios que los que da la melatonina.

Por lo general, los niveles de cortisol están más altos por la mañana, al despertar, disminuyen de forma paulatina durante el día y alcanzan el punto más bajo de noche. Este es el patrón que ayuda a regular el ciclo de sueño-vigilia. El aumento de cortisol en las primeras horas de la mañana promueve la vigilia y el estado de alerta. Esta elevación matutina forma parte del que se conoce como «impulso de despertar», que prepara al cuerpo para las actividades diarias. Pero ojo, porque el estrés crónico puede llevar a niveles elevados de cortisol y afectar negativamente el sueño. Un exceso puede impedir que lo concilies, interrumpírtelo durante la noche y reducir la cantidad de sueño profundo y reparador.

Por otra parte, el cortisol actúa como un regulador que mantiene el equilibrio en la respuesta del sistema inmunitario, es decir, garantiza que la respuesta inmune no sea ni demasiado débil ni demasiado fuerte. Si es excesiva, puede dañar los tejidos del cuerpo, mientras que una respuesta débil puede no ser suficiente para combatir las infecciones.

Cuando nos enfrentamos a una infección o lesión, el sistema inmunitario responde produciendo inflamación, ya que esta es una de las formas que tiene el cuerpo de combatir las infecciones y repara los daños. Sin embargo, demasiada inflamación puede causar dolor y dañar los tejidos. El cortisol ayuda a reducirla, ya que disminuye la producción de sustancias inflamatorias, como las prostaglandinas e interleucinas, y ayuda a aliviar el dolor y la hinchazón.

En situaciones de estrés prolongado, los niveles de cortisol aumentan. Aunque esto puede suprimir en parte la respuesta inmune, también es capaz de prevenir el daño de la inflamación crónica. Verás que en el libro te hablaré mucho de la inflamación crónica, pero, para que te vayas familiarizando con el concepto, se produce cuando persiste durante mucho tiempo, incluso después de que la amenaza inicial haya desaparecido. Y esto puede causar problemas de salud, como las enfermedades autoinmunes. Sin embargo, el cortisol ayuda a evitarlo, ya que reduce la actividad de ciertas células inmunitarias.

Aunque siempre que oímos la palabra *cortisol* pensamos en estrés, esta molécula nos salva la vida constantemente y es una gran aliada de la salud. Pero, por supuesto, como con todo, en la dosis correcta.

Adenosina

La adenosina es una molécula muy importante que desempeña varios roles cruciales en la bioquímica y la fisiología del cuerpo:

- Es una parte esencial del adenosín trifosfato (ATP), la principal fuente de energía de las células.
- Juega un papel clave en la regulación del sueño. En cuanto despertamos, se acumula en el cerebro, lo que contribuye a la somnolencia. Al dormir, los niveles de adenosina disminuyen, y eso nos permite despertar renovadas. Curiosidad: la cafeína engaña a los receptores de adenosina en el cerebro y hace pensar al cuerpo que no estamos cansadas.
- Tiene un papel en el sistema cardiovascular, ya que puede dilatar los vasos sanguíneos, mejorar el flujo de sangre

y oxigenar los tejidos. Esto es fundamental durante el ejercicio o cuando el cuerpo necesita más oxígeno.

- Participa en varias reacciones metabólicas, dado que ayuda a regular procesos como la producción de energía y la síntesis de biomoléculas esenciales.

Como has visto, tanto la melatonina como el cortisol danzan su propio baile, uno muy acompasado. Sin embargo, si una de ellas se está produciendo en mayor o menor cantidad, empezará a dar pisotones o traspiés. Y esto suele suceder. Un exceso de pantallas, estrés y exposición a luz artificial vuelve loco al cuerpo: las células no saben si ha llegado la hora de dormir o ponerse a hacer un Excel, y encima tienes el cortisol por las nubes. Y aquí ocurre lo típico: caes rendida y te despiertas al poco rato como si hubieras dormido diez horas. ¿Qué ocurre entonces? Pues que, como duermes mal, al día siguiente estás rota, tienes un hambre que te comerías las piedras y estás con un humor de perro. ¿Te suena o exagero?

Las fluctuaciones del estrógeno y la progesterona en la mujer

Durante el ciclo menstrual, los niveles de estrógeno y progesterona fluctúan, lo que puede afectar mucho la calidad del sueño. ¿Cómo influye cada una de ellas?

Estrógeno

El estrógeno tiene un papel crucial en la promoción del sueño REM, una fase importante del ciclo en la que se producen la mayoría de los sueños y procesos de reparación y consolidación de la memoria. Un sueño REM adecuado es esencial para conservar la función cognitiva y el bienestar emocional.

Como verás en el siguiente apartado «El sueño y el ciclo menstrual», en la fase premenstrual, los niveles de estrógeno caen. En ese momento, muchas mujeres experimentan problemas para conciliar el sueño, se despiertan con facilidad o incluso padecen insomnio. Durante la perimenopausia —cuando a veces el estrógeno tiene picos—, es común notar este problema, pero más aún, durante la menopausia, cuando el estrógeno está por los suelos.

Por otra parte, el estrógeno ayuda a mantener una temperatura corporal estable, lo cual es fundamental para disfrutar de un sueño reparador. La regulación térmica adecuada facilita el inicio y el mantenimiento del sueño, ya que el cuerpo necesita enfriarse para alcanzar un estado de descanso óptimo. Esto se debe a que la melatonina necesita frío para funcionar bien. Por tanto, si tienes la casa a una temperatura muy alta y te cuesta dormir, te recomiendo que la bajes y te cobijes.

Te voy a contar un secreto en el que profundizaré en el capítulo 7 «La termorregulación y la temperatura»: durante la perimenopausia y la menopausia, hay determinadas áreas del cerebro encargadas de regular la temperatura corporal que se muestran mucho más sensibles al estrés que en otras etapas de la vida. Si hay mucho cortisol, tu cuerpo interpretará cualquier cambio mínimo de temperatura como si te hubieras ido al Caribe un día de calor máximo y con una humedad del 98%. En este caso, el truco es bajar un poquito el nivel de exigencia y el estrés diario. Te aseguro que así reducirás e incluso eliminarás esos cambios bruscos de temperatura que a veces te despiertan por la noche.

Por último, el estrógeno influye en la producción de serotonina, un neurotransmisor que regula el estado de ánimo. Los niveles adecuados de estrógeno pueden mejorar el estado de ánimo y reducir la ansiedad, lo cual facilita la conciliación del sueño y mejora su calidad general.

Progesterona

La progesterona tiene propiedades sedantes que pueden inducir el sueño. Esta hormona aumenta la actividad de los receptores GABA en el cerebro, que son los responsables de calmar el sistema nervioso y promover la relajación y el sueño profundo.

Además, mejora la fase de sueño profundo (sueño de ondas lentas), crucial para la reparación física y la recuperación del cuerpo. Un sueño profundo adecuado es básico para la regeneración celular y la recuperación del músculo. De hecho, si estás entrenando y hay días que priorizas salir a correr temprano en vez de dormir un número adecuado de horas, es más probable que te lesiones. Mientras entrenas, el descanso es muy importante. Sé por experiencia que, cuando eres madre, hay etapas de la vida en la que tienes que hacer malabares con el tiempo. Yo he tenido pacientes que se despertaban a las cuatro y media de la madrugada para salir a correr antes de irse a trabajar. Sin embargo, como seguro estás viendo, dormir pocas horas tiene un impacto demasiado importante en la salud tanto hormonal como general. Saltarse horas de sueño durante un periodo de tiempo prolongado puede desajustar mucho el cuerpo y hacernos enfermar.

Al igual que el estrógeno, la progesterona puede influir en la reducción de la ansiedad, lo que facilita un sueño más tranquilo y sin interrupciones. Los niveles adecuados de progesterona pueden minimizar los despertares nocturnos y mejorar la continuidad del sueño.

Mientras estamos en edad fértil, siempre que ovulamos, producimos progesterona, pero, cuando llega la perimenopausia, esta hormona, que funciona en conjunto con el estrógeno, puede encontrarse un poco descompensada debido a que este aumenta mucho y se reducen las ovulaciones. Evidentemente, en la menopausia no hay ovulación ni progesterona posovulatoria. Si has sentido que, al entrar en estas fases, estás de peor humor y te despiertas muchas veces por la noche o te cuesta dormir, quizá todo se deba a la menor producción de progesterona.

El ciclo menstrual y el sueño

El sueño es un pilar fundamental para la salud y el bienestar. Sin embargo, muchas mujeres experimentan fluctuaciones en la calidad y cantidad de sueño a lo largo del ciclo, estrechamente relacionadas con los cambios hormonales que se van produciendo a lo largo del mes. ¿Qué sucede en cada fase?

1. Fase menstrual (días 1-5)

Esta fase comienza con el sangrado, y suele durar de tres a siete días. Los niveles de estrógeno y progesterona son bajos, y por eso muchas mujeres experimentan insomnio o interrupciones frecuentes durante el descanso. Si el dolor menstrual es muy intenso (dismenorrea), puede impedirte que concilies el sueño. Por otra parte, los bajos niveles de progesterona, que tiene un efecto sedante, tampoco favorecen que te duermas. La fatiga y el malestar general también influyen en la calidad del descanso nocturno.

Además de los suplementos que verás más adelante, mejorar el dolor o los sangrados abundantes con alimentación antiinflamatoria y ejercicio te ayudará a descansar en esta fase. Cuanto mejor sea, mejor será la calidad del sueño.

2. Fase folicular (días 6-14)

Puede durar de siete a diez días. Los niveles de estrógeno comienzan a aumentar, pero no hay progesterona, ya que esta hormona solo se produce después de ovular, hacia la mitad del ciclo.

El aumento del estrógeno suele mejorar la calidad del sueño, la energía y el estado de ánimo. Esta tranquilidad te ayudará a tener un sueño más reparador. Esta fase suele ser la que menos problemas da en general, también por lo que se refiere al sueño.

3. Fase ovulatoria (día 14)

La ovulación, el proceso mediante el cual el óvulo es liberado del ovario, se da aproximadamente a mitad del ciclo menstrual. En esta fase se produce un pico en los niveles de estrógeno y una liberación significativa de la LH. Aunque su impacto en el sueño puede variar, algunas mujeres quizá experimenten alteraciones leves debido a los bruscos cambios hormonales, aunque a otras no les afecta.

Puedes sentir molestias o hinchazón, motivos por los que empeora el descanso, pero también experimentar un aumento en la energía y la vitalidad, lo que puede favorecer un sueño más profundo y reparador durante la noche. Si tienes molestias en la ovulación, lo ideal sería que contactaras con un profesional que te acompañara y te ayudara a reducirlas. A veces, esas molestias indican que la ovulación no se está dando de manera adecuada o que hay inflamación de base. Si averiguas qué está pasando y consigues resolver los problemas de fondo, será más probable que tu sueño mejore. Voy a darte una pista: si tienes problemas digestivos —hinchazón, gases, reflujo, malestar...—, es muy fácil que haya inflamación general en tu cuerpo. Solucionar tus problemas digestivos matará dos pájaros de un tiro.

4. Fase lútea (días 15-28)

Esta fase dura de diez a catorce días. Debido a la ovulación, los niveles de progesterona aumentan significativamente y se mantienen altos hasta justo antes del inicio del periodo, mientras que los de estrógeno, aunque también están altos, comienzan a disminuir hacia el final de esta fase.

Como ya viste, la progesterona tiene un efecto sedante que puede facilitar el sueño profundo. Al principio de esta fase, cuando está alta, sentirás que tu descanso es bueno. Sin embargo, hacia el final, su disminución y el inicio de los síntomas premenstruales —hinchazón, dolor de pechos, cambios de humor y ansiedad— quizá afecten la calidad de tu sueño. El aumento de la temperatura corporal basal, común en esta fase, también puede contribuir a la dificultad para mantener el sueño.

Como ves, los síntomas pueden variar mucho de una mujer a otra. Pero, si en tu caso el sueño sufre variaciones grandes durante el ciclo y te ves reflejada en lo que te cuento, te invito a que empieces a moverte y a cambiar de hábitos alimenticios. Te aseguro que tener una buena salud hormonal y metabólica es el camino para regular el sueño.

Trucos para mejorar la calidad del sueño

Por suerte, hay diversas estrategias que te permitirán mejorar la calidad del sueño. No es necesario que las pongas todas en práctica, pero los resultados aumentarán con cada una que implementes en tu vida:

- **Establece una rutina de sueño.** Lo sé, parece obvio. Sin embargo, casi nadie lo hace. Irse a la cama y levantarse a la misma hora todos los días ayuda a regular el reloj interno del cuerpo y promueve un sueño reparador. Por supuesto, también lo favorece que limites la exposición a los dispositivos electrónicos y reduzcas las actividades estimulantes antes de acostarte.

- **Regula tus relojes internos.** Cada vez hay más estudios que demuestran que exponernos demasiado a las luces artificiales altera el sueño. Intenta exponer tus células a la luz natural. No es necesario que camines descalza al amanecer —aunque, si puedes hacerlo, es maravilloso—, pero evita todo lo posible las luces artificiales.

- **Observa el amanecer o el atardecer.** Si alguna vez has visto amaneceres o atardeceres, seguramente has sentido un bienestar interno muy profundo. Este gesto nos calma y sintoniza las células. Aunque no lo creas, es una herramienta que a muchas personas les ayuda a mejorar la calidad del sueño.

- **Mantén el dormitorio fresco, oscuro y tranquilo.** También esto mejora la calidad del sueño. Como ya dije, la melatonina y el calor excesivo no son buenos amigos.

- **Gestiona el estrés.** Practicar técnicas de relajación como las respiraciones profundas y la meditación ayuda a reducir el estrés y mejora el sueño.

El deporte, otro gran aliado del sueño

La práctica regular de deporte ayuda a reducir el estrés y promueve un sueño más profundo y reparador. Sin embargo, la hora del entrenamiento es importante. A primera hora del día, los niveles hormonales nos ayudan a estar mucho más frescas y a tener las fuerzas necesarias para hacerlo, ya que aún no hemos invertido energía en otras actividades y no estamos tan cansadas como por la tarde. Por otro lado, empezar el día con ejercicio nos hace sentir mucho mejor durante el resto de la jornada, con más energía y mejor ánimo. Realizar ejercicio físico a última hora puede alterar la calidad del sueño, ya que aumenta la actividad del cuerpo y la mente —en pocas palabras, entras en un estado de excitación después de entrenar—, lo que dificulta la transición hacia la relajación necesaria para conciliar el sueño.

Por otra parte, durante el ejercicio, la temperatura corporal sube como resultado del aumento del metabolismo y la producción de calor, y esto retrasa el proceso natural de enfriamiento del cuerpo necesario para inducir el sueño. También se liberan hormonas como la adrenalina y el cortisol, que aumentan la actividad y el estado de alerta, como ya has visto al hablar de esta hormona.

En resumen: practicar ejercicio físico a última hora del día puede alterar la calidad del sueño porque aumenta la actividad física y mental, eleva la temperatura del cuerpo, secreta hormonas estimulantes y dificulta la relajación necesaria para caer en los brazos de Morfeo. Por lo tanto, te recomiendo que no entrenes a última hora del día si tienes problemas para quedarte frita en la cama. Si por tu ritmo de vida solo puedes dedicar esas horas al deporte y no te cuesta dormir, por favor, no dejes de entrenar.

Alimentación

En muchas publicaciones se habla de alimentos mágicos para dormir. Mmmm, ¿existen? Personalmente, creo que no se trata de eso, sino de comprobar que no tengas un problema digestivo. Si te acuestas y tienes reflujo o hinchazón, será más difícil que te duermas, eso está claro. Así que, si es tu caso, pide cita con un profesional que te ayude a resolver tus problemas digestivos. De este modo, además de acostarte sintiéndote bien, digerirás mucho mejor la cena.

Para dormir bien necesitas haber hecho la digestión unas horas antes de meterte en la cama. En España solemos cenar muy tarde, y créeme, esto no nos beneficia. Conozco a un montón de mujeres que se pasan la tarde picando entre comidas mientras esperan que sus hijos o su pareja lleguen a casa; empiezan a cenar a las diez de la noche, pero ellas ya no tienen hambre (porque ya se lo comieron todo antes). ¡Es un error! Si tienes hambre a las siete de la tarde, cena. No esperes a nadie. Cuando tu familia llegue a casa, si quieres, siéntate en la mesa a hacerles compañía mientras comen. Además, cenar temprano te ayudará a llegar a la cama más ligera.

No existen fórmulas mágicas, como nos han hecho pensar, ni tampoco es obligatorio desayunar, comer y cenar. A unas personas les irá bien hacerlo así, pero a otras no. Y no pasa nada. Hay tantas fórmulas como personas:

- Puede que te levantes por la mañana, desayunes tarde y hagas una cena temprana a las seis de la tarde.
- Puede que desayunes a las ocho de la mañana, comas a las dos y cenes a las ocho.
- Puede que no desayunes y, directamente, comas a las una y cenes a las siete.

En cualquier caso, lo importante es que comas con hambre y cenes temprano. Y, sobre todo, que te quites de la cabeza ese dogma que nos han grabado de que hay que hacer cinco ingestas al día y ser ordenada en las comidas. Lo importante es que comas con hambre. Punto. Si empiezas a darle a tu cuerpo lo que necesita, tu salud mejorará y te sentirás con más energía, mejor ánimo y, por supuesto, mejorará la calidad de tu sueño.

Receta

Como te decía, no existen los alimentos mágicos. Algunos llevan triptófano, un precursor de la melatonina —presente en la carne, el pescado, el huevo, el chocolate y los frutos secos y las semillas—, pero, por mucho que tomes, si cenas tarde, no te sientes bien o combinas estos alimentos con otros poco beneficiosos, dará igual el que ingieras.

Por eso en este primer capítulo decidí dejarte una receta deliciosa de caldo de huesos para que te vayas a la cama sin la sensación de estar muy llena y con un montón de triptófano. Además, te ayudará si tienes problemas digestivos, como dolor de estómago, ya que calma y regenera la mucosa digestiva.

Hace unos años me compré una olla de cocción lenta para preparar caldo y guisados sin gastar mucha electricidad, ya que lo ideal es que se cocinen a fuego lento, durante horas. Lo mejor es que dejas los ingredientes en la olla por la noche y, al levantarte, te encontrarás un caldo o un guisado delicioso. Disfruta de este caldo de huesos como base para sopas y guisados o como bebida caliente nutritiva.

Caldo de huesos

Ingredientes

- 1.5 kg de huesos (ternera, pollo, cerdo o mezclados)
- 2 zanahorias, cortadas en trozos grandes
- 2 tallos de apio, cortados en trozos grandes
- 1 cebolla grande, cortada en cuartos
- 4 dientes de ajo, aplastados

- 2 hojas de laurel
- 1 manojo de perejil fresco
- 1 cucharadita de pimienta negra
- 2 cucharadas de vinagre de manzana
- Agua para cubrir los ingredientes (unos 4-5 l)
- Sal al gusto (pruébalo y añádela en función de cómo esté)

Elaboración

1. Pon los huesos (asados, si es el caso) en una olla grande.
2. Añade las zanahorias, el apio, la cebolla, el ajo, el laurel, el perejil, la pimienta y el vinagre.
3. Cubre los ingredientes con agua fría, asegurándote de que queden sumergidos.
4. Lleva el agua a ebullición a fuego alto. Cuando comience a hervir, baja el fuego para mantener un hervor suave.
5. Cocina a fuego lento durante al menos 12 horas (en olla lenta, 24 horas). Cuanto más tiempo se cocine, más nutrientes se extraerán de los huesos. Durante la cocción, revisa el caldo de vez en cuando y retira la espuma o las impurezas que se acumulen en la superficie con una espumadera. Si lo haces en olla rápida, con 2 horas es suficiente.
6. Una vez que el caldo se haya cocido el tiempo deseado, retira los huesos y las verduras con una espumadera. Coloca un colador de malla fina sobre un recipiente grande y cuela el caldo para eliminar las impurezas.

7. Deja que el caldo se enfríe a temperatura ambiente. Una vez frío, ponlo en recipientes.

8. Guarda el caldo en el refrigerador. Puedes dejarlo hasta 5 días o congelarlo en recipientes individuales para usarlo más tarde. En el refrigerador, el caldo se gelificará, debido al colágeno extraído de los huesos, lo cual es normal y un signo de que es riquísimo en nutrientes.

CONSEJOS

Si quieres que tenga más sabor, añádele hierbas frescas como tomillo o romero, y especias como clavos o anís estrella, en los últimos 30 minutos de cocción.

Para obtener un caldo más nutritivo, usa huesos de animales alimentados con pasto o criados de forma orgánica.

Suplementación

La suplementación natural puede ser una herramienta valiosa en la gestión de la salud hormonal femenina. Combinada con una alimentación equilibrada y hábitos de vida saludables, las mujeres podemos encontrar un apoyo maravilloso para alcanzar y mantener nuestro bienestar general. Por supuesto, los suplementos no reemplazan una alimentación equilibrada ni un estilo de vida saludable, pero los complementan, dado que proporcionan nutrientes que son difíciles de obtener solo a través de la alimentación.

Sin embargo, no se trata de tomar muchos suplementos para mejorar la calidad del sueño o decantarse por los que están de moda, como ocurre en la actualidad. Te recomiendo que averigües qué te ocurre y, siempre bajo la supervisión de un profesional de la salud que valore tus necesidades, elijas los más adecuados para ti.

5-HTP (5-hidroxitriptófano)

Este aminoácido es un precursor de la serotonina, un neurotransmisor que influye en el estado de ánimo y el sueño. Aumentar los niveles de serotonina facilita la producción de melatonina, lo que promueve el sueño.

Ashwagandha (Withania somnifera)

Esta hierba adaptógena, utilizada en la medicina tradicional india (ayurveda), promueve la relajación y reduce el estrés y la ansiedad, factores que pueden interferir en el sueño. Al regular estos niveles, hace que la melatonina y el cortisol bailen al compás durante la noche y que no te despiertes tantas veces o que el sueño sea más profundo.

Azafrán (*Crocus sativus*)

Contiene compuestos que aumentan los niveles de serotonina en el cerebro, lo que mejora el estado de ánimo y la calidad del sueño. Además, puede reducir la ansiedad y el insomnio.

Magnesio

Este mineral esencial tiene propiedades relajantes que ayudan a mejorar la calidad del sueño, ya que favorece la activación del sistema nervioso parasimpático, responsable de la relajación y la preparación para el descanso. Su deficiencia puede causar insomnio, por lo que suplementarlo mejora la calidad del sueño.

¡Ojo! En el mercado encontrarás magnesio de muchas formas. Si sufres de estreñimiento, es mejor que te decantes por su forma de citrato. Si usas magnesio bisglicinato, puede empeorar tu dolencia.

Melatonina

Es una hormona natural que regula el ciclo sueño-vigilia. Suplementarla ayuda a conciliar el sueño más rápidamente y mejora su calidad, en especial en casos de trastornos del ritmo circadiano o *jet lag*. Es el que más uso cuando nos cuesta dormir. Si lo que tengo son despertares durante la noche, soy más partidaria de usar un adaptógeno, como la *ashwagandha*.

Rhodiola rosea

Esta otra hierba adaptógena, es conocida por reducir la fatiga y mejorar la resistencia al estrés. Al mitigarlos, contribuye a una mejor calidad del sueño.

2

EL ESTADO DE ÁNIMO

En muchas ocasiones las hormonas pueden tomar las riendas del estado de ánimo. Unas veces lo harán de forma leve y, a veces, con mucha fuerza, e incluso pueden llegar a producir un trastorno severo. Por eso vamos a analizar cómo la desregulación hormonal puede modificar la personalidad y hacer que, en algunos momentos del ciclo o de la vida, nos convirtamos en personas diferentes.

Con este capítulo también comprenderás que el azúcar te puede provocar picos de subida y de bajada de alegría en veinticuatro horas. Como verás, es capaz de alterar tu comportamiento, así que es fundamental buscar soluciones para disminuir la ingesta de azúcar, o alternativas dulces que no suban tanto el azúcar en la sangre.

Caso clínico. Recuperando la alegría

Ana, una mujer de treinta y cinco años, llegó a mi consultorio y me comentó que siempre se sentía triste y con mucha ansiedad. Durante los últimos meses había experimentado mucha hinchazón abdominal, cambios de humor intensos y dificultad para concentrarse en el trabajo y en la vida.

Después de tratar su sistema digestivo con alimentación y suplementos naturales, Ana notó una mejora significativa en el estado de ánimo. Sus cambios de humor eran cada vez menos intensos, y la ansiedad disminuyó considerablemente. Además, notaba más energía y se veía capaz de manejar el estrés diario de una forma más efectiva.

El caso de Ana demuestra que el sistema digestivo puede influir en el estado de ánimo. La clave está en comprender cómo la microbiota y las hormonas, junto con lo que comemos y la forma en que vivimos, afectan directamente cómo nos sentimos, lo que nos permite tomar el control de las hormonas y el estado de ánimo.

Esta no soy yo

¿Alguna vez te has sentido como Ana? ¿Has llegado a pensar que hay algo dentro de ti que controla tus emociones, sin importar cuál sea tu situación personal? En definitiva, es como si, de repente, una nube se posara sobre tu cabeza y lo vieras todo negro. Piénsalo: ¿no te ha pasado nunca que empiezas el día de la peor forma posible y luego crees que eres la persona más afortunada del mundo sin que haya pasado nada relevante? Si es así, sigue leyendo.

Primero me gustaría explicarte a qué me refiero con la expresión *estado de ánimo*. El estado de ánimo se refiere a la actitud o disposición general en que se encuentra alguien en un momento y en una situación determinados. Ambos pueden verse influidos por una gran variedad de factores, incluyendo sucesos externos, experiencias personales o contextos sociales, además de otras cuestiones internas. Estas últimas no suelen tenerse muy en cuenta, pero, como verás, son tan importantes como los factores externos, ya que, en muchas ocasiones, provocan que vivas cansada, desanimada y que no te sientas con fuerzas para afrontar el día.

Muchas veces el contexto es más difícil de cambiar, o quizá no depende de ti. Sin embargo, en la mayoría de las ocasiones, lo que está en tu interior puedes modificarlo. Por eso me voy a centrar en los factores del organismo: la química cerebral y las hormonas. Y puede que me preguntes: «¿Qué tiene que ver el cerebro con la energía?». Pues sigue leyendo, porque te voy a dar argumentos y consejos para que hagas magia con tus hormonas.

El ciclo menstrual: una mujer con cuatro personalidades

Seguro que alguna vez has sentido que, según el momento del ciclo en que estés, tu ánimo se ve alterado. El ciclo menstrual es un proceso fisiológico complejo que implica cambios hormonales que afectan no solo al cuerpo, sino también al apetito, la energía y, como verás ahora —aunque seguro que ya lo intuyes—, al estado de ánimo y el bienestar emocional.

Voy a dividir el ciclo en las cuatro fases que ya conoces para que veas cómo las fluctuaciones hormonales pueden influir en el estado de ánimo de diferentes maneras.

1. Fase menstrual (días 1-5)

Como viste en el capítulo 1 «El sueño», en esta fase los niveles de estrógeno y progesterona son bajos. A causa de esto, algunas mujeres pueden experimentar cambios de humor como irritabilidad, tristeza o sensibilidad emocional.

Además, el dolor y las molestias físicas asociadas con el periodo pueden contribuir a los cambios de ánimo negativos. Sin embargo, no es una regla general para todas las mujeres: algunas tienen un síndrome premenstrual (SPM) tan doloroso que, cuando les llega la menstruación, sienten alivio y bienestar; y otras, por fortuna, solo notan ligeras molestias o nada de nada.

2. Fase folicular (días 6-14)

Los niveles de estrógeno comienzan a aumentar de forma gradual, lo que puede mejorar el estado de ánimo y la energía. Algunas mujeres quizá se sientan más enérgicas, positivas y creativas. Suele ser una fase fácil, con pocos síntomas y bastante energía. Por regla general, el estado de ánimo sube, no hay hinchazón y nos sentimos tranquilas.

3. Fase ovulatoria (día 14)

Los niveles de estrógeno alcanzan su pico máximo durante la ovulación, lo que puede contribuir a que algunas mujeres se sientan más confiadas y sociables, y que aumente en ellas el deseo sexual. Sin embargo, otras pueden experimentar cambios de humor, dolor o molestias debidos a las fluctuaciones hormonales.

En realidad, esta es una fase de apertura, ya que la biología nos predispone a estar más abiertas y receptivas, dado que es el momento más fértil y quiere que estemos de buen humor para facilitar la reproducción. Por tanto, es normal que nos sintamos más seguras, más bellas y con mejor ánimo. Pero recuerda que no es una regla general. El contexto, fuera y dentro del cuerpo, influye mucho en el estado de ánimo.

4. Fase lútea (días 15-28)

Durante esta fase, el folículo vacío se convierte en un cuerpo lúteo que produce progesterona. Los niveles de esta hormona aumentan poco a poco y, si no hay embarazo, luego disminuyen. Hay mujeres que pueden experimentar los conocidos como síntomas premenstruales —cambios de humor, irritabilidad, ansiedad, sensibilidad en los senos y fatiga—, que suelen atribuirse a las fluctuaciones hormonales, especialmente a la caída de los niveles de progesterona cerca del final de esta fase. Otras pueden sentir mucha tristeza. No digo que un poquito de alteración del ánimo sea anormal, pero si te sientes muy alterada, cuidado. Algunas mujeres se convierten en otra persona durante esta fase, y eso puede convertirse en un problema. Si es tu caso, intenta averiguar qué te está pasando con un profesional de la salud hormonal.

Eje intestino-cerebro

Para hablar de química cerebral, hormonas y ánimo, no puedo olvidarme del intestino. ¿Por qué? Pues porque una de las hormonas que tiene más peso en el estado de ánimo es la serotonina. ¿Y sabes dónde se fabrica la mayor parte de esta hormona? ¡Efectivamente! En el intestino. El 95% se produce ahí.

En los últimos años se ha investigado y conocido mucho este eje. Cada vez son más los estudios que muestran que el estado del intestino tiene una relación directa con el cerebro y las emociones. Veamos por qué.

La barrera intestinal

El revestimiento del intestino contiene una barrera física y bioquímica que regula qué sustancias pueden pasar de este al torrente sanguíneo. Compuesta principalmente por células epiteliales y uniones estrechas entre ellas, esta barrera

41

ayuda a prevenir que bacterias, toxinas y partículas no deseadas entren en el cuerpo desde el intestino. Si lo piensas, filtra lo que entra en el cuerpo del exterior y lo que, desde este, llega a la sangre.

Es fundamental que esa barrera esté bien cuidada y sin daños porque, de lo contrario, no funcionará bien, se volverá más permeable de lo normal y se producirá lo que se conoce como *intestino permeable* o *síndrome del intestino permeable*. Y entonces ¿qué pasa? Pues que puede permitir que sustancias no deseadas —toxinas, bacterias, partículas de alimentos no digeridas y otras moléculas que no deberían estar en la sangre en cantidades significativas— pasen al torrente sanguíneo y desencadenen una respuesta inflamatoria en el cuerpo.

«¿Y por qué me inflamo?», me preguntarás. Pues se debe a que el sistema inmunitario identifica que estas moléculas son invasoras o peligrosas y responde liberando mediadores inflamatorios, como citoquinas y quimiocinas, para combatirlas y eliminarlas. La inflamación sistémica resultante puede tener efectos negativos en el cerebro y el sistema nervioso central. De hecho, se sabe que está asociada a los cambios en la estructura y la función del cerebro, así como a la aparición de trastornos en el estado de ánimo, como la depresión y la ansiedad.

Esta inflamación sistémica puede llegar al cerebro y al sistema nervioso central a través de un proceso conocido como *permeabilidad hematoencefálica y señalización inflamatoria*. El cerebro está protegido por la barrera hematoencefálica, que regula qué sustancias pueden pasar del torrente sanguíneo al cerebro y viceversa. Sin embargo, en situaciones de inflamación sistémica, esta barrera puede volverse más permeable (más delgada) y permitir que las moléculas inflamatorias lleguen al cerebro. Y eso tiene una importante consecuencia: si lo hacen, pueden activar las células gliales, capaces de producir más mediadores inflamatorios, lo que desencadenaría en el cerebro un proceso inflamatorio llamado *neuroinflamación*.

Todos estos procesos pueden llegar a afectar la función de las células nerviosas y a la comunicación entre ellas, y quizá contribuir al desarrollo de síntomas depresivos y ansiosos. Es decir, puede haber cambios en su producción que alteren la actividad de neurotransmisores clave —como la serotonina y la dopamina—, implicados en la regulación del estado de ánimo y la ansiedad.

Muchas mujeres me dicen en el consultorio que sienten, además de bajón, neblina mental, como si no pudieran pensar o concentrarse. También esto puede deberse a la neuroinflamación.

Microbiota y estado de ánimo

La microbiota intestinal, compuesta por billones de bacterias y otros microorganismos, desempeña un papel crucial en la salud del intestino y el estado de ánimo. Estas bacterias no solo propician la digestión y la absorción de nutrientes, sino que también interactúan con el sistema inmunitario y producen unos compuestos químicos que pueden influir en el cerebro.

Cuando la barrera intestinal se ve comprometida porque está más permeable o dañada y se producen cambios en la microbiota, esta situación puede tener efectos negativos en el estado de ánimo y en la salud mental.

Por otra parte, aunque suene a ciencia ficción, se ha demostrado que las bacterias intestinales pueden comunicarse con el cerebro a través de diversos mecanismos, como el nervio vago, el sistema inmunitario y la producción de metabolitos que pueden cruzar la barrera sangre-cerebro.

Si la microbiota es tan importante, ¿qué podemos hacer para cuidarla, además de alimentarnos bien?

- Dormir.
- Tomar el sol (cuidado con las horas de mayor intensidad solar).
- Beber agua.
- Dar y recibir amor, potenciar el contacto.
- Reducir el estrés.
- Cuidar de nuestras emociones.
- Practicar ejercicio.

La glucosa y los cambios de humor

La glucosa es el principal combustible para el cerebro. Es necesaria para proporcionar la energía que este necesita para llevar a cabo sus funciones cognitivas y mantenerse en funcionamiento de forma óptima. El cerebro utiliza la glucosa de una manera especialmente eficiente, ya que representa casi el 20% del consumo total de energía del cuerpo, a pesar de constituir solo un 2% del peso corporal.

Cuando consumimos alimentos con carbohidratos —como pan, arroz, pasta...—, estos se descomponen en glucosa durante la digestión y se liberan al torrente sanguíneo. La glucosa circula por el cuerpo y es transportada a través de la barrera hematoencefálica hacia el cerebro, donde es usada como fuente de energía por parte de las células cerebrales.

El cerebro utiliza la glucosa para realizar distintas funciones cognitivas vitales, como la concentración, el aprendizaje, la memoria, la toma de decisiones y la resolución de problemas. Si los niveles de glucosa cerebrales son bajos, quizá experimentes dificultad para concentrarte, falta de claridad mental e incluso fatiga.

Hasta aquí todo en orden. Supongo que te ha quedado claro que, para darle energía al cerebro, tienes que proporcionarle combustible. Pero no es tan sencillo... Primero, no es su único combustible, ya que las grasas también lo alimentan, y, encima, le encantan. Y, segundo, cuando consumes alimentos con un alto contenido en azúcar, a lo mejor experimentas picos rápidos y significativos en los niveles de glucosa en sangre, lo que provoca una rápida liberación de insulina, la hormona responsable de transportarla de la sangre a las células para su uso o almacenamiento. Cuando notas un pico de azúcar seguido de una caída repentina debido a esa alta liberación de insulina —conocida como *hipoglucemia reactiva*—, es posible que notes síntomas como fatiga, irritabilidad, ansiedad, confusión y cambios repentinos en el estado de ánimo. ¿Y por qué pasa esto? Pues porque el cerebro es sensible a las fluctuaciones en los niveles de glucosa y puede responder de manera adversa a los cambios bruscos.

Por otra parte, los picos de azúcar también pueden afectar la producción y a la actividad de algunos neurotransmisores clave relacionados con el estado de ánimo, como la serotonina y la dopamina. Cuando los niveles en la sangre están elevados, puede reducirse la producción de serotonina, lo que contribuye a la depresión y la ansiedad. Además, son capaces de estimular la liberación de dopamina, que provoca una sensación temporal de placer y recompensa, pero seguida de una caída, de manera que se producen cambios de humor y un comportamiento similar a las personas que consumen drogas.

¿Qué quiero que aprendas con esto? Pues que los picos de azúcar pueden modificar la actividad cerebral y la función cognitiva. Se ha demostrado que los cambios bruscos en los niveles de glucosa en sangre pueden influir en la función de las regiones del cerebro implicadas en la regulación del estado de ánimo, la toma de decisiones y la respuesta al estrés. Por su parte, la hipoglucemia puede afectar la función cognitiva, ya que reduce la disponibilidad de glucosa para el cerebro, y eso es capaz de causar síntomas como confusión, dificultad para concentrarse y cambios en el estado de ánimo. Además, activa el eje del estrés para que salgas corriendo por comida... Traducido al español, te pone de muy mal humor. Seguro que alguna vez has tenido hambre y has notado que te convertías en alguien bastante insoportable. No te agobies, son tus hormonas del estrés —adrenalina, noradrenalina y cortisol— que hacen que vayas corriendo a buscar alimentos que aporten energía a tu cerebro.

Alimentación

Después de lo que acabas de leer, creo que es obvio que una de las fórmulas que mejor funcionan para cuidar de tu estado de ánimo es mantener estables los niveles de glucosa en sangre. Es decir, si tomas carbohidratos que no te provoquen picos de azúcar y los combinas con grasas y proteínas, que ralentizan el vaciado gástrico, obtendrás la fórmula perfecta.

De hecho, lo he comprobado tanto en mí como en un montón de mujeres: empezar el día con grasas y proteínas de calidad —huevos con jamón ibérico, aguacate con caballa, yogur de cabra u oveja con frutos secos...— hará que te enfrentes a la jornada de mejor humor.

En este apartado te voy a dar algunas recetas con alimentos altos en triptófano, un aminoácido esencial, lo que significa que el cuerpo humano no puede producirlo, sino que debe obtenerlo de la dieta. Una de las funciones más destacadas del triptófano es su papel en la producción de serotonina, ya que es un precursor directo de esta: en cuanto se consume, el triptófano se convierte en serotonina en el cerebro a través de un proceso enzimático, así que empezarás el día de buen humor.

Recetas

Huevos al horno en aguacates

Ingredientes

- 2 aguacates maduros
- 4 huevos grandes
- Sal y pimienta al gusto
- Hierbas frescas (cilantro, cebollín...), para decorar (opcional)

Elaboración

1. Parte los aguacates por la mitad. Quítales el hueso y algo de pulpa para dejar espacio a los huevos.
2. Precalienta el horno a 200 °C.
3. Rompe un huevo en cada mitad de aguacate y hornéalos durante 10-15 minutos, hasta que los huevos estén hechos.
4. Cuando los saques del horno, añádeles sal, pimienta y hierbas frescas a tu gusto.

Barritas de chocolate con nueces

Ingredientes

- 100 g de harina de almendra o de coco
- 100 g de nueces picadas gruesas
- 100 g de mantequilla sin sal
- 200 g de chocolate negro sin azúcar (al menos con un 85% de cacao)

Elaboración

1. Mezcla la harina con las nueces, la mantequilla y el chocolate negro fundido.
2. Extiende la mezcla en un molde y refrigérala hasta que se endurezca.
3. Córtala en barritas y disfruta de este delicioso *snack* energético.

Bowl de pollo al curri con arroz de coliflor

Ingredientes

Para el pollo al curri

- 1 cebolla picada
- 2 dientes de ajo picados
- 1 pimiento morrón rojo cortado en tiras

- 1 zanahoria cortada en rodajas finas
- Aceite de oliva o de coco para cocinar
- 400 g de pollo cortado en trozos
- 400 ml de leche de coco
- 2 cucharadas de pasta de curri rojo

Para el arroz de coliflor

- 1 cabeza grande de coliflor
- Aceite de oliva extra virgen (AOEV)
- Sal y pimienta al gusto
- Cilantro fresco picado, para decorar (opcional)

Elaboración

Para el pollo al curri

1. Saltea las verduras con aceite en una cazuela y, cuando estén hechas, añade el pollo.
2. En cuanto veas que ya está cocido, agrega la leche de coco y la pasta de curri, y deja que acabe de cocinarse.

Para el arroz de coliflor

1. Tritura la coliflor y saltéala en aceite.

Acabado

1. Salpimenta el pollo a tu gusto y sírvelo con las verduras sobre el «falso arroz» de coliflor. Si quieres, decóralo con cilantro fresco picado.

Huevos rellenos de caballa y mayonesa de aguacate

Ingredientes

Para los huevos rellenos de caballa

- 6 huevos grandes
- 120 g de caballa en aceite, escurrida y desmenuzada

Para la mayonesa de aguacate

- ½ aguacate maduro
- Jugo de ½ limón
- 1 cucharada de AOEV
- Sal y pimienta al gusto
- 1 cucharadita de mostaza Dijon (opcional)
- Jugo de limón o lima para darle frescura (opcional)

Elaboración

Para los huevos

1. Pon a hervir los huevos hasta que estén duros y córtalos por la mitad.

Para la mayonesa de aguacate

1. Mientras hierven, toma el aguacate, bátelo con el AOEV y el jugo de limón, y salpimenta al gusto.

Acabado

1. Cuando los huevos estén fríos, saca las yemas y mézclalas con la caballa, la mayonesa de aguacate y los condimentos al gusto.
2. Rellena las mitades de huevo con la mezcla (si quieres, añádele un poquito de mostaza o jugo de limón o lima) y sírvelos.

Wraps de lechuga con pavo

Ingredientes

- 4 hojas de lechuga romana o italiana grandes, lavadas y secas
- 200 g de pavo cocido en rebanadas finas
- 1 jitomate picado en cuadros pequeños
- 1 pepino cortado en tiras
- Champiñones al gusto, en láminas y bien lavados
- ½ aguacate cortado en rodajas
- ¼ de taza de cilantro fresco picado
- Salsa de soya
- Mostaza

Elaboración

1. Utiliza las hojas de lechuga como envoltorio y rellénalas con el pavo, el jitomate, el pepino, los champiñones, el aguacate y el cilantro.

2. Adereza el relleno con la salsa de soya mezclada con mostaza y cierra los *wraps*.

Frittata de espinacas y queso

Ingredientes

- 6 huevos grandes
- 100 g de espinacas frescas, lavadas y picadas
- 50 g de queso de oveja o cabra, rallado o cortado en trozos pequeños
- Sal y pimienta
- Aceite

Elaboración

1. Bate los huevos en un tazón y mézclalos con las espinacas y el queso. Salpimenta al gusto.
2. Vierte la mezcla en un sartén engrasado con aceite y cocínala a fuego medio hasta que esté bien cocida.
3. Una vez que la saques, córtala en porciones y sírvela caliente o fría.

Trufas de chocolate y almendra

Ingredientes

- 100 g de almendras picadas finamente (pueden ser tostadas o crudas)
- 200 g de chocolate negro (al menos con un 85% de cacao)
- 200 g de camote asado y hecho puré
- *Tahini* en crema o semillas de girasol
- Cacao puro en polvo, coco rallado o almendras picadas (opcional)

Elaboración

1. Mezcla las almendras con el chocolate fundido, el camote asado y un poco de crema de *tahini* o semillas de girasol para hacer una masa.
2. Forma pequeñas bolitas y refrigéralas.
3. Cuando estén frías, haz rodar las trufas sobre cacao puro, coco rallado o almendras picadas para rebozarlas.

Suplementación

La naturaleza nos ofrece una gran variedad de suplementos que pueden favorecer el equilibrio de las hormonas y, en consecuencia, mejorar el estado de ánimo. Veamos cuáles nos pueden ayudar a conseguirlo.

5-HTP (5-hidroxitriptófano)

Este aminoácido natural lo usa el cuerpo para producir serotonina, un neurotransmisor clave en la regulación del estado de ánimo. Al aumentar su producción, el 5-HTP ayuda a reducir los síntomas de depresión y ansiedad.

Ácidos grasos omega 3

Estos ácidos grasos —en especial los poliinsaturados de cadena larga: el eicosapentaenoico (EPA), que destaca por sus beneficios cardiovasculares, y el docosahexaenoico (DHA), que es fundamental para la salud cognitiva— son esenciales para la salud cerebral y pueden tener efectos positivos en el estado de ánimo. Mejoran la fluidez de las membranas en el cerebro y pueden influir en la producción de neurotransmisores.

Ashwagandha (Withania somnifera)

Esta planta es famosa por su capacidad para reducir el estrés y la ansiedad. También mejora la calidad del sueño, lo que a su vez influye en el estado de ánimo.

Hierba de San Juan (Hypericum perforatum)

Esta planta es conocida por sus propiedades antidepresivas y ansiolíticas. Durante siglos, se ha utilizado en la medicina tradicional para tratar trastornos del estado de ánimo. Aumenta los niveles de serotonina, dopamina y norepinefrina en el cerebro, todos ellos neurotransmisores que juegan un papel crucial a la hora de regularlo.

Magnesio

Este mineral participa en más de trescientas reacciones enzimáticas del cuerpo, incluyendo las que afectan el sistema nervioso, y ayuda a regular los neurotransmisores que intervienen en el estado de ánimo, como la serotonina.

Rhodiola rosea

Esta planta adaptógena es conocida por su capacidad para mejorar la resistencia al estrés y reducir la fatiga mental. Por otra parte, aumenta la sensibilidad de las neuronas a la dopamina y la serotonina, de manera que mejora el estado de ánimo y la concentración.

3

LA ENERGÍA

Además de sentirte triste, ¿alguna vez has estado tan cansada que no te ves capaz de afrontar el día? ¿Sabes por qué te encuentras sin energía? Me refiero a ese agotamiento que muchas veces tienes por la tarde y que hace que quieras comerte todas las bolsas de papas que guardas en casa.

En este capítulo veremos que las hormonas pueden influir en tus niveles de energía y qué puedes hacer para mejorarla y volver a sentirte bien contigo misma.

Caso clínico. Recuperando la vitalidad

Laura, una mujer de cuarenta años, llegó a mi consultorio y me contó que siempre estaba agotada, como si no tuviera energía. Durante el último tiempo, había experimentado una falta de vitalidad que le impedía disfrutar de sus actividades diarias y cumplir con sus responsabilidades. Incluso jugar con sus hijos por la tarde era una tarea imposible. Nada más abrir los ojos al despertar, ya sentía una neblina mental que no le permitía pensar con claridad, y por la tarde empeoraba tanto que no podía ni salir a la calle. Necesitaba comer algo para moverse.

Después de implementar algunos cambios en la dieta —como reducir el consumo de alimentos procesados y aumentar la ingesta de proteínas y grasas saludables desde el desayuno, además de suplementos para regular la glucosa—, Laura experimentó una mejora significativa en su nivel de energía. Su fatiga se redujo y empezó a sentirse más activa y motivada durante el día. Además, notó una mejora en la capacidad para concentrarse y realizar sus tareas diarias.

El caso de Laura demuestra la importancia de la dieta y la suplementación para mejorar los niveles de energía y la salud hormonal. Al reducir los alimentos procesados y decantarse por una dieta equilibrada, junto con el apoyo de los suplementos adecuados, las mujeres pueden revitalizarse y mejorar su bienestar. La clave está en entender que lo que comemos y cómo vivimos afecta la energía, lo que nos permite tomar el control de las hormonas y la vitalidad.

A rastras por la vida. ¿Qué me está pasando?

¿Qué es la energía? Es la capacidad de realizar un trabajo y mantener las funciones vitales. La energía nos permite movernos, vivir, ya que, sin ella, el cuerpo no puede funcionar con normalidad. Se obtiene a través de la transformación de nutrientes en ATP durante los procesos metabólicos, y es fundamental para las actividades celulares, la contracción muscular, los procesos bioquímicos y otras funciones fisiológicas esenciales que sostienen la vida y nos permiten realizar las actividades cotidianas. Sentir energía implica que se dé una interacción compleja entre diversos mecanismos internos que no voy a tratar en este libro. Son demasiado complejos y no es dónde queremos ir.

En el cuerpo, parte de la energía viene de los alimentos que ingerimos. Cuando comemos, el cuerpo descompone los nutrientes —como carbohidratos, grasas y proteínas— a través de procesos digestivos. Por otra parte, la regulación hormonal, el equilibrio electrolítico y la función del sistema nervioso nos aportan esa sensación de vitalidad. La adecuada circulación sanguínea garantiza que los nutrientes y el oxígeno lleguen a las células, lo que optimiza la eficiencia energética.

También hay que tener en cuenta que la energía del cuerpo se ve influida por el descanso y la salud emocional, como ya viste en el capítulo 1 «El sueño». Durante el sueño, el cuerpo se recupera y se regenera, lo que produce una cantidad óptima de energía. Además, el equilibrio emocional juega un papel crucial en el nivel de cansancio que percibimos. El estrés crónico o las tensiones emocionales pueden afectar negativamente la vitalidad. Seguro que, en algún momento de tu vida, has notado que las preocupaciones o una situación estresante te tenían siempre agotada, o quizá hayas vivido algún episodio tenso en el que te has mantenido con energía mientras sucedía pero que, en cuanto acaba, caes enferma. ¿Sabes por qué? Pues porque tener una preocupación, estrés continuo o un pensamiento constante es para el cuerpo como tener una herida abierta que no deja de sangrar. Lo que se activa ante esa herida es el sistema inmunitario, que intenta evitar tu muerte.

Pero esa activación nos sale muy cara... Para pagar a ese sistema inmunitario, la moneda de cambio es la energía (el ATP del que te hablaba antes), y por eso te sientes así. Ante estos casos, debes cederle mucha energía al sistema inmunitario y, claro, te quedas sin fuerzas. Por otra parte, como este sistema es muy antiguo y ha ido aprendiendo a lo largo de los años de evolución del ser humano, ya sabe qué tiene que hacer. Para trabajar mejor, en muchas ocasiones da la orden de bajar el metabolismo basal y pone a tu cuerpo en modo ahorro de energía para que no gastes de más. Es la situación tan típica de la persona que dice: «No como casi nada y no paro de engordar». Ahí lo tienes. Tu sistema inmunitario te ha convertido en una gran ahorradora que no gasta nada y almacena lo poco que le llega.

Y ahora dirás: «¡Okey, lo entiendo! ¿Y qué puedo hacer en este caso?».

Lo primero es averiguar qué está pasando y resolverlo. Ya sea un problema digestivo, hormonal, tiroideo o varios juntos, tienes que resolverlo para que tu sistema inmunológico deje de luchar. Cuando esto ocurra, o mientras estés en el proceso de curación, tanto el sistema inmunológico como el nervioso empezarán a funcionar mejor y comenzarás a sentir más energía, créeme. Si es una situación emocional, como ese pensamiento del que hablábamos, sería ideal hacerle creer al cerebro que se va a resolver. Para empezar, hay que cerrar ese círculo cerebral que no cesa, darle paz para que sienta que la herida se está cerrando.

«Cerrar» esa herida hará que el sistema inmunológico sienta que le han dado una tregua y que puede dejar de ahorrar energía. Además, el sistema nervioso tendrá paz y te sentirás mejor. No te digo que ignores ese problema, sino que te des cuenta de que, a veces, te quedas enrocada en problemas o situaciones que te roban mucha energía y que podrías gestionar de otro modo. Sé que estás pensando que la vida a veces nos plantea situaciones feas que es imposible obviar, y créeme, lo sé por experiencia. Si una situación te supera o no la sabes cerrar por ti misma, ir a terapia con un profesional es una herramienta maravillosa. Solo quiero que entiendas que tienes que hacer algo para que esa herida no termine provocándote una enfermedad o situación peor.

También tienes que darle movimiento al cuerpo para que tu metabolismo vuelva a su ser y ofrecerle alimentos de calidad subiendo poco a poco la ingesta, de manera que sepa que hay comida de sobra y que no necesita ahorrar.

Conforme te vayas sintiendo mejor y tengas más energía, podrás moverte más. Es un proceso gradual, y hay que ir despacio porque, sin energía, es muy difícil que puedas activar el cuerpo. En cuanto empieces a notar un poquito más de combustible, muévete y verás cómo, cada día das un paso más.

El ciclo menstrual y la energía

Seguro que la mayoría de las mujeres que lean este libro van a estar de acuerdo con este apartado. Es muy posible que hayas notado que no siempre tienes el mismo nivel de energía. Y no solo depende de lo que comas, de las horas que duermas o del ejercicio que hagas. El proceso hormonal que las mujeres vivimos durante toda la vida modifica nuestra sensación de energía.

En la etapa fértil, el ciclo menstrual hace que una serie de hormonas suban y bajen sin parar, y estas fluctuaciones hacen que sientas la energía de manera muy diferente según la fase en que te encuentres.

Por otra parte, como ya viste en los capítulos anteriores, los cambios hormonales pueden afectar el sueño y el estado de ánimo, lo que contribuye a la sensación de fatiga. Es importante reconocer y respetar estas variaciones, y adaptar la actividad física, la alimentación y el descanso a las necesidades de cada fase para mantener un equilibrio energético. Veamos qué sucede en cada una de ellas.

1. Fase menstrual (días 1-5)

Algunas mujeres pueden experimentar una disminución de la energía y una mayor propensión a la fatiga. Además, como ya viste, quizá notes cambios en el estado de ánimo y la calidad del sueño, lo que también contribuye a generar sensación de cansancio.

Si tienes pérdidas de sangre abundantes o mucho dolor, es muy probable que pierdas energía. En este caso, es imprescindible modular las hormonas para intentar tener ciclos menos abundantes y dolorosos. ¿Y quiénes protagonizan estos síntomas? En la mayoría de los casos, los estrógenos. No voy a demonizarlos, porque son necesarios, pero debemos intentar que no los haya en exceso. Para ello, un buen recurso es tener una buena salud digestiva y un sistema de eliminación correcto. Tanto el estreñimiento como el abuso de fármacos y tóxicos, como el alcohol, pueden provocar que las vías de detoxificación se saturen y que haya un exceso de estrógenos circulando por la sangre. Reducir los lácteos de vaca y priorizar los de cabra u oveja también será imprescindible. Créeme: el impacto de estos alimentos en la salud hormonal es muy grande.

2. Fase folicular (días 6-14)

Los niveles de estrógeno comienzan a aumentar, lo que provoca una mejora de la energía y el bienestar en algunas mujeres. Además, si tienes molestias durante la regla, llegar a esta fase te hará sentir un cierto alivio, pues desaparecerán estos síntomas molestos.

En este momento del ciclo notarás mucha energía y te notarás más activa y con la capacidad mental necesaria para gestionarlo todo. Tendrás ganas de hacer cosas y de practicar ejercicio físico, y la sensación de cansancio se reducirá.

Sería ideal planificar la vida en función del ciclo, ¿verdad? Podríamos agendar para esta fase las reuniones duras, las mudanzas o los viajes con ocho maletas, dos carros y un perro. Sin embargo, no suele ser posible, así que lo único que nos queda es rezar para que todos estos eventos importantes y agotadores se den en esta fase.

3. Fase ovulatoria (día 14)

La ovulación se asocia con un aumento del estrógeno y, en algunos casos, también de la energía y la vitalidad. Salvo que sufras molestias, te sentirás con fuerzas y ganas de hacer más cosas que en la siguiente etapa. Suele ser una fase expansiva, con vitalidad, y tendrás energía extra.

Si sientes molestias o debilidad en esta fase, habla con un profesional para averiguar qué te está pasando. La ovulación, aunque puede demandar un poquito de energía, no debería ser una fase molesta, como les ocurre a algunas mujeres. A partir de este momento, las hay que ya se encuentran mal hasta la regla. De verdad, si es tu caso, ponte manos a la obra. Nos han enseñado que vivir con molestias o agotadas por el ciclo es normal, y rotundamente no es así.

4. Fase lútea (días 15-28)

Los niveles de progesterona aumentan, así que algunas mujeres pueden experimentar una disminución de la energía y posibles cambios emocionales y físicos.

Por su parte, el sistema inmunitario reduce su nivel de alerta para que, si es posible, se dé un embarazo, pero esto tiene su cara B: como baja su nivel de vigilancia, pueden darse procesos infecciosos o ataques de virus que son capaces de convivir con nosotras el resto del mes si no se eliminan correctamente. Si es tu caso, podrías sentir que aparecen herpes labiales, ganglios inflamados, etc., y esto significará que necesitas resolver esos procesos para que dejen de robarte la energía en esta fase de inmunotolerancia.

Fases

Niveles hormonales

LH

FSH

Ciclo ovárico

Fase folicular Ovulación Fase lútea Fase menstrual

Niveles hormonales

Estrógeno

Progesterona

Ciclo uterino

Fases del ciclo uterino	Menstruación	Fase proliferativa	Fase secretora

Días	1	7	14	21	28

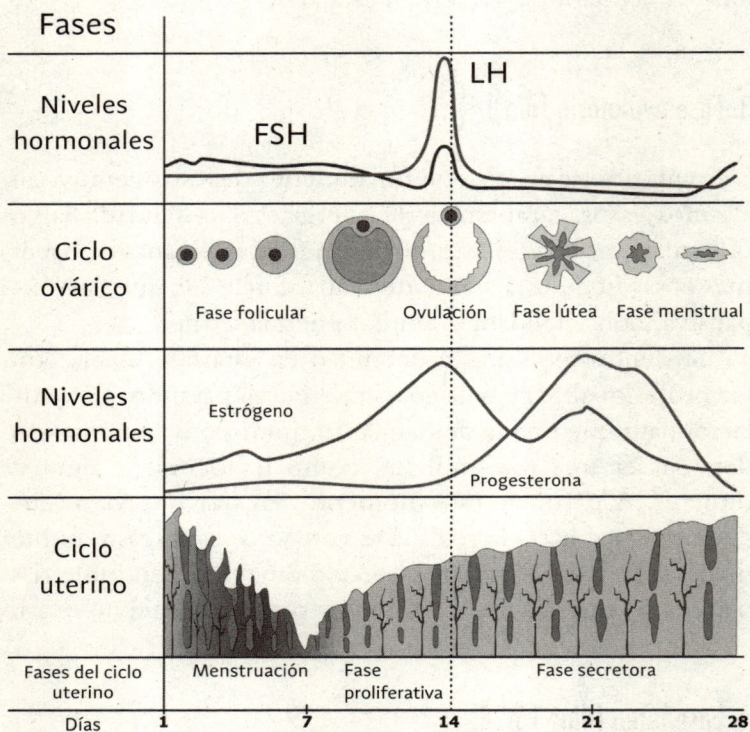

Pero el ciclo no nos afecta a todas del mismo modo: algunas no notarán que han recuperado la energía hasta que acabe la fase menstrual, debido al dolor que padecen durante casi todo el mes; otras se sentirán enérgicas en la fase menstrual porque la premenstrual las deja agotadas.

Las variaciones de energía durante el ciclo son muy habituales, pero en ningún caso tendrías que sentir un cansancio excesivo. Si estás tan agotada que no puedes llevar tu estilo de vida normal, consulta a un especialista. Sentirse cansada a veces no es raro, pero si este patrón se repite, hay que valorar que el proceso hormonal no se esté dando de forma desequilibrada, que no te robe demasiada energía o comprobar si hay algún proceso abierto de fondo (digestivo, vírico...) que la esté absorbiendo de forma continua.

Embarazo

Durante esta etapa de la vida, muchas mujeres experimentan un cansancio importante, en especial en el primer y el tercer trimestre, aunque no es una regla fija para todas. El embarazo crea vida. ¡Estamos fabricando manitas, pies, riñones, deditos...! ¡Imagina el esfuerzo que implica para el cuerpo! Sentirse cansada es normal, y más con el ritmo de vida que llevamos todas. Lo que ocurre en la mayoría de los casos es que, durante el embarazo, tenemos que trabajar muchas horas, hacer ejercicio, gestionar las tareas... y, cuando llegamos a casa por la noche, estamos rendidas. Repito, es normal. Lo único que nos queda es comer y dormir bien. En el primer trimestre puede pasar de todo: perder peso o el apetito, o sentir hambre a todas horas.

Las necesidades calóricas aumentan durante el segundo y el tercer trimestre, aproximadamente unas 300-500 kilocalorías al día. Por lo general, tendrás más hambre, pero no siempre pasa. Ten en cuenta que, aunque lo de «comer por dos» no es cierto, debes alimentarte bien para crear esa nueva vida.

Durante el embarazo se da una resistencia a la insulina fisiológica para que almacenes más grasa. En algunas mujeres es más patológica que en otras, pero no te preocupes, porque te lo detectarán con el test de O'Sullivan (la prueba del azúcar que evalúa la curva de glucosa). Si los resultados te salen alterados, te recomiendo que te muevas todo lo que puedas, a no ser que te indiquen lo contrario, y que contactes con un profesional que te ayude con la alimentación. Hay que tratar cada caso concreto, así que las recomendaciones generales que te dan en una fotocopia no deberían ser la manera de abordar un tema tan importante.

Menopausia

Durante este periodo se producen una serie de cambios hormonales que impactan directamente en el cuerpo. En ella se dan ajustes metabólicos por la disminución de las hormonas sexuales, especialmente del estrógeno, lo que puede afectar la distribución de la grasa corporal y el metabolismo. Esto es lo que a veces provoca que subas de peso y que la grasa se redistribuya en el abdomen. El aumento de grasa abdominal se asocia con una mayor resistencia a la insulina, lo que significa que las células no responden tan bien a la hormona que regula los niveles de glucosa en la sangre. Como ya viste, la resistencia a la insulina puede provocar picos y caídas pronunciados en los niveles de azúcar, y es posible que esto genere sensación de fatiga y fluctuaciones energéticas.

Por otra parte, esta resistencia está relacionada con la inflamación crónica, lo que puede afectar negativamente la sensibilidad a la insulina y aumentar la probabilidad de problemas metabólicos. Como ves, es el pez que se muerde la cola. No es solo el aumento de peso que puede provocar, sino la inflamación que conlleva y lo difícil que puede ser apagar ese fuego si no haces nada. Por eso en esta etapa es crucial que te muevas mucho y te alimentes bien.

Además, la disminución de estrógeno puede afectar el hipotálamo, una región cerebral que regula varias funciones hormonales, y eso —como veremos en el capítulo 7 «La termorregulación y la temperatura»— puede contribuir a los sofocos y sudores nocturnos que padecen muchas mujeres durante largas etapas y que interfieren con el sueño. Estos cambios en los niveles hormonales también influyen en la producción de melatonina y serotonina, los neurotransmisores relacionados con el sueño y el estado de ánimo. La falta de un sueño de calidad, combinada con los sofocos y otros síntomas, puede llevar a la fatiga y provocar cambios en los niveles de energía.

Alimentación

Como ya viste en el capítulo 2 «El estado de ánimo», los picos de glucosa en sangre suelen darse cuando consumimos alimentos ricos en carbohidratos, ya que estos se descomponen en glucosa durante la digestión. Por su parte, la falta de actividad física y el estrés pueden aumentar los niveles de glucosa. Pero, además, algunas personas pueden tener dificultades para manejar estos picos, en especial cuando hay resistencia a la insulina o a la diabetes.

Cuando experimentamos picos de glucosa en sangre, nos damos cuenta de cómo el cuerpo maneja el azúcar que proviene de los alimentos. Estos picos, aunque proporcionan un rápido aumento de energía, desencadenan respuestas que pueden afectar negativamente el nivel de energía a largo plazo. Si se dan, entramos en un círculo vicioso en el que tenemos que comer para resolverlos, pero al comer azúcar vuelve a ocurrir lo mismo: sube la glucosa y, al rato, baja mucho. Y en ese instante volvemos a experimentar cansancio y hambre, y... tenemos que volver a comer. Y así durante todo el día.

Para mantener niveles de energía estables, te recomiendo que optes por alimentos que liberen glucosa de manera gradual. Si comes carbohidratos, combínalos con proteínas y grasas saludables para modular la absorción de glucosa, lo que te proporcionará energía sostenida a lo largo del tiempo. En este caso, el orden de los factores sí que altera el producto. Es mejor empezar por los alimentos grasos y proteicos y comer después los que contengan más azúcar.

De este modo, las grasas y las proteínas nos darán la señal de saciedad antes que, si comiéramos primero los carbohidratos, y la glucosa subirá más despacio. Sé que es hilar muy fino, pero si tienes un problema con la energía y el metabolismo del azúcar, te ayudará.

Tomarte una cucharadita de vinagre de manzana antes de comer también te permitirá regular esos picos de azúcar y digerir mejor los alimentos. Si no quieres tomarla sola, dilúyela en un poquito de agua. En caso de que notes dolor o molestia al tragarla, no lo hagas, ya que quizá indique que tienes un problema en las mucosas digestivas, pero, si no es así, te caerá bien y te ayudará. Algunas mujeres la utilizan solo en momentos del ciclo en los que el azúcar se regula un poco peor, como la fase premenstrual. En la menopausia también puedes tomarlo.

Recetas

Aquí te dejo algunas recetas que te permitirán mantener estables los niveles de glucosa y aumentar la energía. Todas están llenas de grasas y proteínas de calidad, acompañadas por carbohidratos complejos.

Ensalada de aguacate con salmón

Ingredientes

- 3 tazas de espinacas frescas
- Un trozo de calabaza asada, pelada y cortada en cuadros
- ½ aguacate, cortado en rodajas

- 100 g de salmón (fresco, ahumado o enlatado)
- Un puñado de jitomates cherri, cortados por la mitad
- 50 g de queso de cabra u oveja, desmenuzado
- 1 pepino, cortado en cuadros
- AOEV
- El jugo de ½ limón
- Sal y pimienta al gusto
- Semillas de calabaza tostadas (opcional)

Elaboración

1. Mezcla las espinacas con la calabaza asada, el aguacate, el salmón (si es fresco, pásalo por la plancha), el pepino, los jitomates cherri, el queso (si toleras los lácteos) y el pepino.
2. Añade el AOEV, el jugo de limón, sal y pimienta. Si quieres, decora la ensalada con semillas de calabaza tostadas.

Brotes verdes con quinoa, aceitunas y huevos pochados cubiertos de salsa de yogur de coco, lima y cilantro

Ingredientes

Para los brotes verdes con quinoa, aceitunas y huevos pochados

- 2 huevos

- 3 tazas de brotes verdes (arúgula, espinacas, ensalada jardinera...)
- ½ taza de quinoa cocida
- Un puñado de aceitunas (verdes o negras), cortadas en rodajas

Para la salsa de yogur de coco, lima y cilantro

- 1 taza de yogur de coco
- 1 lima (jugo y ralladura)
- 2 cucharadas de cilantro fresco, picado
- Un chorrito de AOEV
- Sal y pimienta al gusto

Elaboración

Para los brotes verdes con quinoa, aceitunas y huevos pochados

1. Pon a calentar agua en un cazo. Limpia los huevos en una taza y resérvalos.
2. Cuando el agua esté a punto de hervir, haz un remolino con una cuchara y deja caer los huevos en el centro suavemente. Cocínalos unos 3 minutos y sácalos. Ya tienes tus huevos pochados.
3. Mezcla los brotes con la quinoa, las aceitunas y los huevos pochados.

Para la salsa de yogur de coco, lima y cilantro

1. Prepara la salsa con el yogur de coco, la lima y el cilantro.
2. Añade el AOEV y salpimenta al gusto.

Pollo al horno con camote y brócoli, y mayonesa de aguacate

Ingredientes

Para el pollo al horno con camote y brócoli

- 2 muslos de pollo
- Sal y pimienta al gusto
- 1 camote pequeño o mediano, pelado y cortado en cuadros
- 1 brócoli, cortado en floretes
- AOEV

Para la mayonesa de aguacate

- ½ aguacate
- Jugo de ½ limón
- 1 cucharada de AOEV
- Sal y pimienta al gusto

Elaboración

Para el pollo al horno con camote y brócoli

1. Salpimenta el pollo y ponlo en una bandeja para el horno con el camote y el brócoli.
2. Échale un chorrito de AOEV encima y hornéalo unos 30-40 minutos a 180 °C.
3. Si quieres, al final puedes darle un último empujón a 200 °C para que se dore bien.
4. Cuando esté, sácalo y emplátalo.

Para la mayonesa de aguacate

1. Bate el aguacate con el AOEV y el jugo de limón, y salpimenta al gusto.

Acabado

1. Sirve la mayonesa como acompañamiento para el pollo y las verduras.

Suplementación

Aquí te dejo una pequeña guía de suplementos que te ayudarán a recuperar la energía. Tómalos como un complemento al resto de los cambios que te recomiendo que implementes, porque, sin ellos, recuperar la energía y la salud no será posible o sostenible en el tiempo.

Ashwagandha (Withania somnifera)

Esta hierba adaptógena está asociada a diversos beneficios para la salud y el posible soporte a los niveles de energía. Permite que el cuerpo se adapte y resista mejor el estrés. Al reducirlo, mejoran los patrones de sueño y disminuye la fatiga relacionada con el estrés, lo que contribuye a tener unos niveles de energía más estables.

También puede influir en los niveles de cortisol, la hormona del estrés, y algunas investigaciones indican que podría tener efectos positivos en la función tiroidea. Esto es muy relevante, ya que la tiroides desempeña un papel crucial en la regulación del metabolismo y la energía. Durante la menopausia, puede verse afectada. Contiene compuestos antioxidantes que ayudan a combatir el estrés oxidativo en el cuerpo.

Coenzima Q10

La CoQ10 se encuentra en las mitocondrias, las «centrales eléctricas» de las células, donde participa en la cadena de transporte de electrones. Este proceso es esencial para sintetizar la energía. Además, actúa como antioxidante y protege a las células del daño oxidativo que causan los radicales libres. Al neutralizarlos, contribuye a mantener la integridad de las mitocondrias y, por ello, la eficiencia en la producción de energía.

También es crucial para el funcionamiento cardiovascular: mantiene la salud del corazón, mejora su bombeo y promueve el flujo sanguíneo. Un corazón saludable contribuye a un suministro eficiente de oxígeno y nutrientes a todo el cuerpo, lo que impacta positivamente en los niveles de energía.

Ginseng asiático (Panax ginseng)

El *ginseng* contiene unos compuestos activos llamados *ginsenósidos* que pueden afectar el sistema nervioso y modular la respuesta del cuerpo al estrés.

Se considera un adaptógeno, que favorece la resistencia y la adaptación del cuerpo al estrés. Puede tener efectos positivos en la función cognitiva, incluyendo la mejora de la concentración y la reducción de la fatiga mental.

Maca (Lepidium meyenii)

La maca es una raíz vegetal originaria de los Andes. Se clasifica como un adaptógeno, es decir, ayuda al cuerpo a adaptarse al estrés y mantener el equilibrio hormonal.

Algunos estudios sugieren que puede tener efectos positivos en la resistencia y el rendimiento físico. Otras inves-

73

tigaciones indican que podría mejorar la oxigenación de los tejidos, lo que tiene un impacto positivo en la función celular y, por ende, en la producción de energía.

Magnesio

Este electrolito es básico para sintetizar y usar el ATP. Además, ayuda a trasmitir los impulsos nerviosos y a contraer los músculos. Un equilibrio adecuado de magnesio es fundamental para mantener la función muscular y nerviosa, lo que puede aportar sensación de vitalidad y energía.

Junto con otros electrolitos como el potasio y el sodio, el magnesio contribuye al equilibrio hídrico y la conducción eléctrica en el cuerpo, lo cual es necesario para mantener una hidratación adecuada y prevenir la fatiga asociada a los desequilibrios electrolíticos.

Melatonina

La melatonina es una hormona que genera el cuerpo de forma natural muy conocida por su papel en la inducción del sueño y la regulación del ritmo circadiano, como ya viste, pero su relación con los niveles de energía está más asociada a la calidad del descanso que proporciona.

Además, actúa como antioxidante, ya que protege las células del estrés oxidativo, que puede afectar negativamente la función celular y la producción de energía. Al reducir el daño causado por los radicales libres, contribuye a mantener la salud celular y, por ende, la energía.

También se ha asociado con la mejora del sistema inmunitario, lo que contribuye a mantener la salud general e influye de manera positiva en la vitalidad y los niveles de energía.

Rhodiola rosea

Esta otra planta adaptógena, reduce la respuesta al estrés, favorece el equilibrio hormonal saludable y ayuda a prevenir la fatiga relacionada con la ansiedad.

Es capaz de modular los niveles de cortisol y mejorar el transporte de oxígeno a nivel celular. Se asocia con un aumento en la producción de ATP y puede afectar los niveles de neurotransmisores como la serotonina y la dopamina que, como ya sabes, desempeñan un papel fundamental en la regulación del estado de ánimo y la energía.

Vitamina B$_{12}$

También conocida como cobalamina, juega un papel crucial en la producción de energía a nivel celular, y es esencial para la síntesis de ADN, la formación de los glóbulos rojos y el funcionamiento adecuado del sistema nervioso.

Además, es una vitamina clave para el metabolismo de los ácidos grasos. También participa en la formación de coenzimas, básicas para la generación de la energía en las células.

4

EL DOLOR

En muchas ocasiones, el dolor muscular femenino está relacionado con las hormonas y la inflamación de bajo grado, como verás en este capítulo. Además, voy a mostrarte los beneficios del omega 3, presente en alimentos como el pescado graso, que no solo ayuda a mitigar la inflamación, sino que promueve la recuperación muscular. Por otra parte, te ofreceré algunas estrategias nutricionales para que adoptes una dieta antiinflamatoria que reduzca el dolor muscular y mejore tu salud general.

Caso clínico. Mi experiencia con el dolor

Ha llegado el momento de hablarte de mi caso. A raíz del embarazo de mi segundo hijo, después del parto, empecé a sentir un dolor muy agudo en el glúteo derecho que se propagaba a la pierna día y noche, daba igual la posición que adoptara. Tras visitar a un montón de especialistas, acabé en la Clínica Nasser de Zaragoza, un centro de tratamiento para el dolor.

Además de hacer rehabilitación y fisioterapia, comencé a implementar cambios en la alimentación, tomar suplementos antiinflamatorios —pese a que me recomendaban que dejara la lactancia y tomara una medicación muy fuerte—, hacer muchísimo ejercicio y modificar patrones de conducta que me llevaban a enfermar. Tuve varias recaídas hasta que me di cuenta de que había dos opciones: ponerme muy fuerte, cuidarme mucho, descansar y vivir como quería, o terminar en un quirófano con pocas posibilidades a los cuarenta años. En la actualidad corro, escalo y salto desde aviones y aterrizo con el cuerpo en el suelo.

Mi caso demuestra la importancia de la alimentación, el ejercicio, la coherencia vital y la felicidad para controlar el dolor y la salud hormonal. Gracias al apoyo de profesionales especializados, reducir los alimentos inflamatorios, adoptar una dieta rica en nutrientes antiinflamatorios, gestionar bien las emociones y el apoyo de los suplementos adecuados, las mujeres podemos encontrar alivio al dolor y mejorar nuestro bienestar. La clave es entender que lo que comemos y cómo vivimos afecta la experiencia con el dolor, lo que nos permite tomar el control de las hormonas y de la salud.

¿Qué es el dolor?

Muchas mujeres conviven con el dolor, y esto puede mermar mucho la calidad de vida de quien lo padece. Como ya viste, también yo lo sufrí durante mucho tiempo, así que, por suerte o por desgracia, sé lo que es. Digo «por suerte» porque hoy estoy bien, vivo sin dolor, y, gracias a esa experiencia vital, puedo acompañar desde mi consultorio a las personas que lo padecen, empatizar con ellas y entender lo que están sintiendo. Por desgracia, el dolor puede limitar mucho la vida, así que comprender de dónde viene es clave para detener su avance y erradicarlo por completo.

¿Qué es el dolor? Es una experiencia sensorial y emocional desagradable asociada a un daño en los tejidos de los órganos, tanto real como potencial. Puede surgir como señal de alarma para indicar que quizá algo no funcione bien en el cuerpo o para protegernos de un posible daño. Los factores hormonales, como el ciclo menstrual o las diferentes etapas vitales (la menopausia, por ejemplo), pueden influir en la percepción del dolor.

No se debe tratar igual en las mujeres que en los hombres, ya que, como verás, las hormonas femeninas juegan un papel crucial tanto en su percepción como en la flexibilidad de los tejidos. Por otra parte, los factores psicológicos y sociales influyen en la experiencia del dolor y lo convierten en una interacción compleja entre varios elementos biológicos y contextuales.

En muchas ocasiones, cuando tenemos dolor crónico, el estímulo que lo provocaba ya ha desaparecido, pero la ruta neurológica que nos avisa de que algo nos duele sigue encendida y, por la razón que sea, no se apaga. A veces, «apagar el dolor» es complicado y requiere de mucho trabajo y paciencia. En mi consultorio siempre les digo a las personas que vienen con dolor que es importante entender que lo iremos apagando poco a poco, a medida que averigüemos qué está pasando. El cuerpo necesita tiempo y amor para volver a su sitio, pero créeme, es muy agradecido. Cuando le damos lo que necesita, recupera el bienestar.

El dolor femenino puede originarse por diversas razones. Para comprenderlo, deben considerarse los factores fisiológicos y hormonales, y también los hábitos de vida. Como te decía —y lo recalco porque es un fallo tremendo de la medicina que, por desgracia, sigue vigente—, no podemos entender igual el dolor en las mujeres que en los hombres. Por eso hay enfermedades de dolor que, en el mundo médico, se dicen que son «de mujeres», como la fibromialgia. Y eso no es porque seamos más débiles o quejosas, como se ha interpretado en ocasiones, sino porque, fisiológicamente, somos diferentes.

El ciclo menstrual y el dolor

Durante el ciclo, experimentamos cambios a nivel hormonal que pueden afectar la sensibilidad al dolor y a la respuesta inflamatoria, ya que son capaces de influir en la percepción del dolor muscular, de manera que es más agudo o sensible en ciertos momentos del mes. Seguro que alguna vez has notado esta variación, por ejemplo, en la fase premenstrual: dolor en las piernas y en las lumbares, de tipo ciático, una peor recuperación al hacer ejercicio... ¿Crees que es por casualidad? Por su parte, los momentos vitales con variaciones a nivel hormonal —el embarazo, el posparto y la menopausia— también pueden implicar cambios en la percepción del dolor.

Cuando las hormonas se desajustan, son capaces de alterar la sensibilidad al dolor. Si hablamos de «desajuste hormonal y dolor» tenemos que referirnos al exceso de estrógenos. Cuando nuestros amigos toman el control, podemos tener más inflamación y dolor. Es posible que haya demasiados estrógenos en el cuerpo porque las vías de detoxificación están saturadas por estrés, mala alimentación o un exceso de tóxicos (alcohol o tabaco) o por un desequilibrio en la microbiota, y que contemos con más bacterias que aumentan los estrógenos. Además, si padeces estreñimiento, no se eliminan correctamente, de manera que los reabsorbes.

El exceso de estrógenos se puede traducir en reglas abundantes y dolorosas con coágulos, manchado premenstrual de varios días o un síndrome premenstrual agudo. Si tienes problemas digestivos, alguno de estos síntomas y dolores musculares, lo mejor es saber lo que está pasando en tu intestino para mejorar la menstruación y reducir o eliminar estos dolores.

Veamos cómo actúan las hormonas durante el ciclo y cómo nos impacta su curso en la percepción del dolor.

1. Fase menstrual (días 1-5)

En esta fase, caracterizada por unos niveles bajos de estrógeno y progesterona, el cuerpo experimenta una caída de los niveles hormonales que desencadena el sangrado menstrual.

Con los niveles bajos de estrógeno, la protección analgésica que proporciona esta hormona, si está en equilibrio, es mínima, lo que puede provocar una mayor percepción de dolor, como calambres menstruales intensos, dolores musculares y dolor de cabeza. Por otra parte, como los niveles de progesterona también son bajos, hay una menor modulación del dolor y se puede agravar su receptividad.

La dismenorrea o el dolor menstrual es una condición común que puede ser muy limitante para muchas mujeres. Suele estar relacionada con la liberación de prostaglandinas, unos compuestos que inducen las contracciones en el útero. Si hay un exceso de estrógenos, habrás formado un endometrio muy grueso y necesitará más prostaglandinas para hacerlo caer. Cuanto más grande sea esa capa, más tendrán que empujar las prostaglandinas. Más adelante en este capítulo te explico cómo se produce este proceso.

Por otra parte, quizá ya tengas una inflamación de base en tu cuerpo, tanto por problemas hormonales como por dolencias en otras zonas, como el sistema digestivo. Si es así, partes de una inflamación que hará que el sumatorio total sea mayor y, el resultado final, más doloroso. Si crees que tienes un exceso de estrógenos y padeces mala digestión, hinchazón abdominal, cándidas o infecciones de orina de repetición, te aconsejo que te pongas en manos de alguien que te ayude a resolverlo. Hazme caso, mejorará el dolor.

Algunas mujeres sufren una enfermedad muy dolorosa y limitante conocida como *endometriosis*. Por desgracia, como cuesta tanto encontrar los endometriomas que se forman y activan el dolor durante la menstruación, lo habitual es que tarden muchos años en obtener un diagnóstico. A veces están fuera del útero y los ovarios, de manera que provocan dolor en otras partes del cuerpo, e incluso son capaces de generar problemas digestivos, ya que pueden invadir otros órganos. Si es tu caso, la alimentación antiinflamatoria baja en azúcares y el aumento de grasas y proteínas te hará sentir mejor. El movimiento y el descanso también son claves y, por supuesto, detoxificar el cuerpo de estrógenos.

Para llevar a cabo esta detoxificación, es imprescindible que no lo satures de alcohol, tabaco y medicamentos. Cualquier sustancia nociva que tenga que eliminarse a nivel hepático interferirá en su eliminación. Hay alimentos que nos pueden ayudar a detoxificarlo: las verduras crucíferas —como el brócoli, la col rizada, las coles de Bruselas y la coliflor— contienen compuestos como el indol-3-carbinol (I3C) y sulforafano, que apoyan la detoxificación hepática y promueven la conversión del estrógeno en metabolitos menos activos y dañinos.

Sin embargo, cuando las crucíferas se cocinan a alta temperatura se reduce la formación de sulforafano. Cocina las crucíferas al vapor o salteadas —salvo si tienes hipotiroidismo, ya que en ese caso tendrás que cocinarlas muy bien para que afecten menos a tu tiroides— y añade algo de mostaza a tu plato. De esta forma, obtendrás una dosis adicional de sulforafano y potenciarás los efectos detoxificadores de estos vegetales.

Prepara aderezos para ensaladas o salsas a base de mostaza. Puedes mezclarla con aceite de oliva y jugo de limón para conseguir un aderezo que, además de estar riquísimo, apoye la detoxificación hormonal. Al agregar una pequeña cantidad de mostaza a las crucíferas cocidas, se reactiva la formación de sulforafano, lo que compensa su pérdida durante la cocción.

Además de potenciar la detoxificación, la mostaza tiene muchos beneficios para la salud: es baja en calorías, rica en antioxidantes y ayuda a la digestión. Incorporarla de forma regular es una manera sencilla y efectiva de apoyar tu salud hormonal, junto con una dieta rica en crucíferas.

2. Fase folicular (días 6-14)

Se produce un crecimiento de los folículos en los ovarios y un aumento gradual de los niveles de estrógeno. A medida que aumentan, la percepción del dolor disminuye. El estrógeno, en niveles adecuados, tiene propiedades analgésicas, e interactúa en el cerebro con los receptores opioides para reducir la percepción del dolor, de manera que se tolera mejor.

Por su parte, los niveles de progesterona se mantienen bajos durante esta fase, ya que aún no hemos ovulado, y el aumento de estrógenos compensa este descenso. En general, suele ser una etapa buena, con poco o ningún dolor y, en ocasiones, alivio si la menstruación ha sido muy molesta.

3. Fase ovulatoria (día 14)

En la ovulación se libera un óvulo del ovario. Esta fase se caracteriza por un pico en los niveles de estrógeno que proporciona una máxima protección contra el dolor. Por eso lo normal es tolerarlo mejor, ya que el estrógeno actúa para reducir la percepción.

Aunque los niveles de progesterona comienzan a aumentar tras la ovulación, su influencia en la sensibilidad al dolor es menor si se compara con el efecto analgésico del estrógeno elevado.

Además, hay mujeres que, ya sea por una mala gestión de la inflamación o porque tienen problemas para liberar el óvulo del folículo, sienten molestias en esta fase. Para liberar el óvulo, necesitamos enzimas proteolíticas que rompan el folículo donde se encuentra, y quizá ese momento nos duela un poquito. Sin embargo, tener mucha molestia no es normal, así que, si es tu caso, consulta con un profesional.

4. Fase lútea (días 15-28)

Esta fase está marcada por unos niveles elevados de progesterona y, en menor medida, de estrógeno, que disminuye en comparación con el pico ovulatorio, pero sigue siendo alto y proporciona cierta modulación del dolor, aunque no sea tan efectiva como en la ovulación.

El estrógeno tiene un efecto modulador sobre varios neurotransmisores, como la serotonina y la dopamina, implicados en la percepción del dolor y el estado de ánimo. Los estrógenos también influyen en la regulación del tono vascular, de manera que, al disminuir de forma brusca, pueden causar cambios en la dilatación y constricción de los vasos sanguíneos del cerebro, lo que quizá te provoque dolor de cabeza.

La progesterona alcanza su punto máximo en esta fase. Su influencia en la percepción del dolor puede variar mucho entre las mujeres: algunas perciben más el dolor, mientras que en otras puede tener un efecto analgésico. Esto también puede ser debido a que la progesterona relaja mucho la musculatura lisa y quizá provoque que esas modificaciones tengan un impacto negativo y sientas molestias.

Los efectos de la progesterona sobre el dolor incluyen la modulación de los neurotransmisores y los receptores en el sistema nervioso central. Como la progesterona tiene efectos sedantes y ansiolíticos que pueden reducir la percepción del dolor, la caída en sus niveles justo antes de la menstruación puede eliminar su efecto protector. Además, recuerda que tiene propiedades antiinflamatorias y, como en esta fase disminuye, puede provocar un aumento de la inflamación que contribuya al dolor general.

Voy a añadir a esta fase las prostaglandinas, sustancias que pueden causar inflamación y dolor porque «empujan» la capa de endometrio engrosado para que caiga y provoque lo que vemos como sangrado. Aunque están más asociadas con el dolor menstrual, su aumento premenstrual también puede agravarlo en algunas mujeres.

El SPM es una condición que experimentan muchas mujeres durante esta fase. Sus síntomas pueden incluir sensibilidad en los senos y dolor de cabeza, abdominal y muscular. La fluctuación en los niveles de estrógeno y progesterona puede exacerbar la percepción del dolor en mujeres con SPM, pero si, además, tienes un exceso de estrógenos, una baja producción de progesterona o ambos, lo notarás mucho más.

Tener un poquito de sensibilidad en los senos es normal, pero, si te molestan mucho, valora que no haya un exceso de estrógenos. Si la molestia es solo en los pezones, comprueba tus niveles de prolactina mediante un análisis de sangre, ya que el exceso de estrógenos suele provocar molestias en todo el pecho.

En algunas mujeres, esta molestia o dolor puede aparecer una semana antes de la regla, pero en otras está presente durante la ovulación. Si es tu caso, fíjate y pon en práctica los consejos que voy a darte, y plantéate la posibilidad de ponerte en manos de un especialista en salud hormonal. En un futuro, el exceso de estrógenos puede provocarte complicaciones muy graves, así que no lo dudes y ¡ponte manos a la obra para resolver el problema!

Exceso de estrógenos y su influencia en la percepción del dolor a través de los mastocitos

Como ya viste, el exceso de estrógenos no nos ayuda demasiado. Mi intención no es que los demonices, sino que entiendas que han de estar equilibrados. Voy a hacer hincapié en este tema porque es una condición que afecta a muchísimas mujeres, así que lo importante es concienciar a todas las que pueda para mejorar su salud actual y prevenir patologías futuras.

Lo repito: los estrógenos en equilibrio son maravillosos, ya que juegan un papel vital en la regulación de funciones muy importantes, más allá de la reproducción: protegen los huesos y son claves a nivel inmunitario. Sin embargo, puede haber una interacción entre los estrógenos y los mastocitos, las células del sistema inmunitario que participan en la respuesta inflamatoria y alérgica. Cuando hay un exceso de estrógenos en el cuerpo, se pueden activar en exceso estos receptores, lo que provoca una serie de efectos capaces de aumentar la percepción del dolor.

Los mastocitos se encuentran en varios tejidos del cuerpo —la piel, los pulmones, el intestino y el tejido conjuntivo—, y contienen gránulos que almacenan diversos mediadores inflamatorios, como histamina, heparina y citoquinas. La histamina puede causar vasodilatación y el aumento de la permeabilidad vascular, lo que lleva a la hinchazón e irritación de los nervios. Por su parte, las citoquinas proinflamatorias pueden sensibilizar los nociceptores, las neuronas que detectan el dolor, lo que aumenta su percepción.

El problema aparece cuando los estrógenos aumentan la actividad de los mastocitos, lo que promueve su degranulación. Si es así, liberan estos mediadores inflamatorios en el tejido circundante, y eso puede inducir una respuesta inflamatoria, sensibilizar los nervios locales y aumentar la percepción del dolor.

La inflamación persistente y la liberación de mediadores inflamatorios pueden provocar cambios en el sistema nervioso central, un proceso que se conoce como *sensibilización central*. Esto significa que el sistema se vuelve más sensible a los estímulos dolorosos, incluso en ausencia de inflamación activa en el lugar de la lesión. El exceso de estrógenos puede potenciar este proceso, ya que mantiene la activación continua de los mastocitos y la liberación de mediadores inflamatorios.

Todo esto puede tener consecuencias clínicas, en especial en condiciones de dolor crónico e inflamatorio. Las mujeres con niveles elevados de estrógeno son más susceptibles a condiciones muy comunes, como:

- **Dolor menstrual (dismenorrea).** Los estrógenos pueden exacerbar el dolor menstrual, ya que aumentan la actividad de los mastocitos en el útero.

- **Migrañas menstruales.** Las fluctuaciones en los niveles de estrógenos pueden activar los mastocitos en el sistema nervioso, ya que aumentan la liberación de histamina y conducen a la inflamación y sensibilización de los nervios en el cerebro. Las mujeres pueden experimentar migrañas más intensas y frecuentes por este motivo. La histamina liberada causa la vasodilatación de vasos sanguíneos cerebrales, un factor clave en la patogénesis de las migrañas, y esta dilatación es capaz de presionar los nervios del cerebro y desencadenar episodios de migraña.

- **Síndrome de intestino irritable.** Los estrógenos pueden aumentar la sensibilidad intestinal, ya que activan los mastocitos en el tracto gastrointestinal.

No voy a entrar en el tema de las pastillas anticonceptivas ni de las terapias hormonales, pero te recomiendo que, además de detoxificar los estrógenos, intentes reducir la histamina en tu alimentación: hará que ese filtro funcione mejor y que tus estrógenos y la histamina —tanto la que estos producen como la que ingieres a través de la alimentación— se eliminen mejor. Puedes comenzar reduciendo el jitomate, el pimiento morrón, la berenjena, la papa, el ajo y la cebolla. Tampoco te recomiendo que abuses de los cítricos y los alimentos enlatados, ya que estos, como en el caso del pescado azul, además de histamina contienen metales pesados que se eliminan a nivel hepático. No digo que dejes de tomarlos, pero sí que no abuses de ellos.

La inflamación de bajo grado

La inflamación es una respuesta natural del cuerpo ante una lesión o infección. Piensa en ella como si fuera un sistema de alarma que se activa cuando algo va mal. Esta respuesta tiene como objetivo proteger y sanar la zona afectada, pero también puede causar dolor. Cuando hay inflamación, el cuerpo envía más sangre a esa parte y lleva a las células inmunitarias para que combatan la infección y reparen el tejido dañado. Este aumento del flujo sanguíneo y la actividad celular puede causar hinchazón, calor y, sobre todo, dolor.

El dolor es una señal del cuerpo que indica que algo no está bien, que debes tener cuidado. Sin embargo, a veces la inflamación puede cronificarse, lo que se conoce como *inflamación de bajo grado*. En nuestra sociedad, esta inflamación está a la orden del día, así que entender cómo nos puede llevar a sentir dolor es crucial para comenzar a resolver este problema.

Podemos decir que la inflamación de bajo grado es un estado crónico y silencioso de inflamación celular en que el sistema inmunitario responde de forma continua a estímulos internos o externos a niveles apenas perceptibles. A diferencia de la inflamación aguda —la respuesta rápida y visible del sistema inmunitario a una lesión o infección—, esta variante puede pasar desapercibida durante años. Es sutil y persistente, a menudo sin síntomas llamativos, pero eso no significa que no te esté dañando. En este estado, varias células del sistema inmunitario liberan sustancias proinflamatorias al torrente sanguíneo, lo que desencadena respuestas inflamatorias de baja intensidad en distintos tejidos y órganos. Esta actividad inflamatoria persistente puede influir en la función celular, contribuir al daño tisular y, si se mantiene durante mucho tiempo, predisponer a diversas enfermedades crónicas.

También está estrechamente vinculada con el concepto de *inflamaging*, es decir, con el envejecimiento asociado a un estado inflamatorio crónico. Sí, tal como lo lees: estar inflamada hará que envejezcas antes. Seguramente te viene a la cabeza alguna persona que ha llegado a un puesto político importante y, en cuatro años, haya envejecido como si hubieran pasado diez. Esto se debe a un estrés mantenido en el tiempo, a una inflamación que no se ha apagado.

Las causas de la inflamación de bajo grado son muchas. A menudo están conectadas, lo que crea un entorno propicio para las respuestas inflamatorias persistentes. Veamos algunas de las principales.

Obesidad

El exceso de grasa en el cuerpo, en especial en el abdomen, actúa como una fuente significativa de citoquinas proinflamatorias y crea un ambiente propicio para la inflamación crónica. No solo es tener grasa, sino dónde se localiza. Si la grasa está en el abdomen, es más perjudicial.

Estrés crónico

Como sabes, el estrés activa la liberación de unas hormonas —adrenalina, noradrenalina y cortisol— que pueden modular el sistema inmunitario y contribuir a la inflamación de bajo grado. Por otra parte, si tienes una señal de alerta continua, el cerebro lo interpreta como un posible daño y activa el dolor.

Resistencia a la insulina

Además de darse por predisposición familiar, la resistencia a la insulina que genera la inflamación de bajo grado puede venir provocada por comer muchas veces al día o por ingerir mucho azúcar. Si es tu caso, es crucial que comas bien y te muevas todo lo que puedas.

Infecciones crónicas

Las infecciones persistentes pueden mantener activo el sistema inmunitario, lo que contribuye a la inflamación crónica. Si con mucha frecuencia padeces infecciones de orina, vaginales o intestinales, o tienes algún virus o herpes recurrente, es vital que las resuelvas para que tu sistema inmunitario funcione bien.

Exposición a tóxicos ambientales

La exposición a diversos contaminantes o tóxicos ambientales puede mantener activo el sistema inmunitario y desajustar algunas de tus hormonas, ya que muchos de ellos actúan como si lo fueran. En el capítulo 9 «Los tóxicos ambientales», encontrarás más información al respecto.

Disbiosis intestinal

Las alteraciones en la microbiota intestinal pueden desencadenar respuestas inflamatorias, dado que el sistema inmunitario interactúa directamente en ella. Tener la microbiota desregulada puede provocar una respuesta inflamatoria después de comer por la fermentación de la fibra por parte de las bacterias, que generan gases irritantes.

La barrera intestinal dañada, lo que se conoce como *permeabilidad intestinal*, provoca una respuesta inflamatoria al comer y una situación de inflamación continua por el daño de esa pared.

Como podrás intuir, si estas son las posibles causas (seguro que has hecho *check* en varias), gestionar la inflamación de bajo grado implica un enfoque a muchos niveles:

- Una alimentación equilibrada, baja en alimentos procesados y antinutrientes, y rica en antioxidantes y ácidos grasos omega 3 puede contrarrestar la respuesta inflamatoria.

- La actividad física regular no solo fortalece el cuerpo, sino que modula la respuesta inmunológica y actúa como si te tomaras un ibuprofeno cada vez que la realizas. No es necesario que empieces planteándote grandes retos, lo importante es comenzar y mantener la rutina. Para evitar que te hagas daño, y más si tienes dolor, realiza ejercicio físico moderado con un especialista que te acompañe, si es posible.

- Buscar actividades que te gusten te ayudará a mantenerlas en el tiempo. Si te gusta bailar, baila. Si te gusta correr, corre, pero no te obligues a practicar actividades porque están de moda o se las has visto a alguien. Busca el placer en lo que hagas, ya que de esta manera activarás una cascada de hormonas que mitigarán ese dolor.

- Además del ejercicio, el descanso desempeña un papel fundamental en la regulación del sistema inmunitario y la gestión de la inflamación de bajo grado. Una cantidad de horas de sueño adecuada y de calidad es esencial para mantener el equilibrio óptimo y prevenir las respuestas inflamatorias crónicas. En el capítulo 1 «El sueño», ya has visto su importancia, así que estoy segura de que ya conoces su importancia. Si tienes dolor, vuelve a ese capítulo e intenta mejorar el sueño como sea.

- Sé que lo que te voy a decir parece ciencia ficción, pero tener a tu lado gente que te cuida, te valora y te quiere relaja la musculatura, los neurotransmisores lo agradecen y el eje de estrés funciona a pleno rendimiento. Si, por el contrario, te rodeas de personas que te hacen enojar o te sientes poco valorada (como que das y no recibes), se encenderá tu eje de estrés, tensarás los músculos y aumentará la respuesta inflamatoria. No importa si es en el trabajo, con tus amigos o con tu pareja... Cuanto mejor esté tu vida, menos dolor corporal sentirás. Este es un punto que me costó mucho aceptar, pero te aseguro que es uno de los que más impacto han tenido en mi dolor.

Alimentación

Como ya viste, comer varias veces al día o tomar alimentos procesados o mucho azúcar activa la respuesta inflamatoria y aumenta el dolor. Además, si inflamas el intestino, toda la musculatura que lo rodea y lo sostiene también lo estará. Por eso es muy importante que controles cuántas veces comes a diario y si lo haces con hambre. Cada vez que te alimentas, el sistema inmunitario comprueba qué está entrando en el cuerpo para protegerte, y se produce una pequeña activación (si es sano; en caso contrario, es muy grande) del sistema de defensa. Por eso, si comes muchas veces al día, se activa muchas veces. Así de sencillo.

Hay personas que comienzan el día desayunando a las seis de la mañana sin hambre, por costumbre. Si cambias esto, puede cambiar tu vida: si te despiertas desganada, espérate a tener hambre antes de comer. ¡Será un cambio brutal! Espera a que se active el sistema digestivo y digerirás mejor. Además, cuando comes con hambre, tus elecciones son más sanas porque es más fácil que te decantes por un huevo con jamón, por ejemplo. Sin embargo, cuando estás desganada, el cuerpo te pedirá productos que te inflamarán: galletas, magdalenas, pan tostado con mermelada…

Si quieres comer pan, busca alguno elaborado con harinas de calidad. La de trigo sarraceno, centeno o espelta integral son ideales. Te recomiendo que no desayunes pan a diario. Esto también será un gran cambio.

Si te gustan mucho los lácteos, intenta que sean de animales pequeños, como la cabra y la oveja. Si tienes dolores o ciclos alterados, no abuses de ellos. Tres veces por semana sería perfecto, y mejor fermentados, como en forma de yogur o queso.

Si tienes dolor, no abuses de las harinas y de los cereales. En vez de pasta, arroz o quinoa, opta por los carbohidratos del camote, la calabaza, la zanahoria y la papa. No digo que dejes de comer cereales, pero no abuses de ellos. Cuando practicamos deporte, creemos que hay que comer cereales para tener suficientes carbohidratos, pero no es así, ya que los tubérculos y las frutas también nos los proporcionan.

Los antioxidantes presentes en frutas, verduras y otros alimentos combaten el estrés oxidativo, ya que neutralizan

los radicales libres. Las vitaminas C y E, así como el betaca-
roteno, protegen las células, de manera que se reduce la
carga inflamatoria. En esta tabla encontrarás alimentos ricos
en antioxidantes:

Antioxidantes	Alimentos que los contienen
Vitamina C	Cítricos (naranja, limón, toronja), fresa, kiwi, pimiento morrón rojo, brócoli, col de Bruselas...
Vitamina E	Almendra, semillas de girasol, avellana, aceites vegetales (oliva, girasol), espinaca...
Betacarotenos	Zanahoria, camote, calabaza, espinaca, col rizada, chabacano...
Polifenoles	Té verde y negro, chocolate negro, uva, frutas del bosque (arándano, fresa, mora, frambuesa...), nuez...
Flavonoides	Cítricos, manzana, cebolla, té, cacao, frutas del bosque...
Licopeno	Jitomate, sandía, toronja rosada, papaya, pimiento morrón rojo...
Luteína	Espinaca, col rizada, maíz, chícharo, calabacita...
Selenio	Nuez de Brasil, pescado, marisco, carne, huevo, semillas de girasol...
Resveratrol	Uva roja, mora, arándano, cacahuate...
Quercetina	Manzana, cebolla, té, brócoli, cítricos, bayas...

Integrar en la alimentación productos ricos en antioxidantes y omega 3 puede ser una estrategia efectiva para bajar la inflamación de bajo grado. Sin embargo, como ya viste, es importante que consideres estos nutrientes como parte de un enfoque global que incluya la gestión del estrés, el sueño y sentirte en un entorno seguro.

Recetas

Cuando pasé esa etapa con tanto dolor de la que te hablé al principio del capítulo, me tuve que ir a vivir con mis padres, así que tuvimos que llegar a acuerdos respecto a las comidas. Me sentía muy agradecida y afortunada por contar con ellos para que me cuidaran, ya que no podía hacerlo sola, pero no quería que los alimentos inflamatorios interfirieran en mi recuperación.

La verdad es que fueron muy comprensivos y me ayudaron mucho durante el proceso. Gracias a eso, en mi casa se implementaron cambios que hoy aún se mantienen, así que voy a compartir algunos de los platos que más me preparaba en ese momento, llenos de omega 3 y antioxidantes.

Frittata de espinacas y salmón

Ingredientes

- 2 cucharadas de AOEV
- 1 cebolla pequeña, picada
- 1 diente de ajo, picado
- 2 tazas de espinacas frescas

- 100 g de salmón salvaje
- 6 huevos
- Sal y pimienta al gusto

Elaboración

1. Precalienta el horno a 180 °C.
2. En un sartén grande apto para horno, calienta el AOEV a fuego medio y sofríe la cebolla y el ajo hasta que estén tiernos.
3. Añade las espinacas y cocínalas hasta que se ablanden.
4. Agrega el salmón y deja que se cocine y se mezcle bien con las espinacas.
5. En un tazón grande, bate los huevos con sal y pimienta.
6. Vierte los huevos batidos en el sartén sobre la mezcla de espinacas y salmón.
7. Cocina a fuego medio hasta que los bordes empiecen a cuajarse y luego mete el sartén en el horno.
8. Hornea durante 10-15 minutos o hasta que la *frittata* esté cocida.

Ensalada de arúgula y melva

Ingredientes

- 100 g de melva
- 1 aguacate maduro, cortado en cuadros

- 1 taza de arúgula
- ½ taza de arándanos
- ¼ de taza de nueces
- El jugo de 1 limón
- 2 cucharadas de AOEV
- Sal y pimienta al gusto

Elaboración

1. Desmenuza la melva en trozos pequeños.
2. En un tazón grande, mezcla la arúgula, la melva, el aguacate, los arándanos y las nueces.
3. Rocía con el jugo de limón y el AOEV.
4. Salpimenta al gusto, y ¡a disfrutar!

Panqué de camote asado, trigo sarraceno y coco

Ingredientes

- 1 taza de puré de camote asado
- 4 huevos
- ½ taza de aceite de coco, fundido
- 1 taza de harina de trigo sarraceno
- ½ taza de harina de coco
- 1 cucharadita de canela
- ½ cucharadita de nuez moscada

- 1 cucharadita de bicarbonato de sodio
- 1 cucharadita de polvo para hornear
- ¼ de cucharadita de sal

Elaboración

1. Precalienta el horno a 180 °C. Engrasa un molde para pastel y cúbrelo con papel de horno.
2. En un tazón grande, mezcla el puré de camote asado, los huevos y el aceite de coco hasta obtener una mezcla homogénea.
3. En otro tazón, tamiza las harinas, la canela, la nuez moscada, el bicarbonato, el polvo para hornear y la sal.
4. Añade los ingredientes secos a los húmedos y mezcla hasta que se combinen bien.
5. Vierte la mezcla en el molde preparado y alisa la superficie.
6. Hornea durante 45-50 minutos, o hasta que insertes un palillo en el centro y salga limpio.
7. Deja enfriar el panqué en el molde durante 10 minutos y luego pásalo a una rejilla para que se enfríe completamente.

Suplementación

Existen suplementos que pueden aliviar el dolor gracias a sus propiedades antiinflamatorias, antioxidantes y calmantes. Además, como ya viste la relación que hay entre el exceso de estrógenos y el dolor, voy a añadir algunos para detoxificar el cuerpo.

Ácido D-glucárico

Se encuentra en frutas y vegetales como la manzana, la naranja y el brócoli. Ayuda en la conjugación y la eliminación de los estrógenos.

Ácidos grasos omega 3

Los ácidos grasos omega 3 tienen propiedades antiinflamatorias, lo que a su vez puede reducir el dolor asociado con condiciones inflamatorias como la artritis. Suelen usarse para aliviar el dolor de las articulaciones y mejorar la salud cardiovascular.

Ashwagandha (Withania somnifera)

Esta hierba, que ya conoces por capítulos anteriores, tiene propiedades antiinflamatorias y puede reducir el estrés, que a menudo exacerba el dolor. Ayuda a equilibrar las hormonas y mejora el estado de ánimo. Se utiliza para el dolor crónico y reduce la resistencia al estrés.

Boswellia

También conocida como incienso indio, tiene potentes propiedades antiinflamatorias que ayudan a reducir el dolor y la inflamación en condiciones como la artritis.

Cardo mariano *(Silybum marianum)*

Esta planta herbácea contiene silimarina, que apoya la función hepática y promueve la detoxificación eficiente de los estrógenos.

Cúrcuma *(Curcuma longa)*

Contiene curcumina, un potente antiinflamatorio y antioxidante. En condiciones crónicas como la osteoartritis, puede reducir la inflamación y el dolor articular y muscular.

Extracto de linaza

Rico en lignanos y con propiedades fitoestrogénicas, equilibra los niveles de estrógenos y mejora su excreción.

Jengibre *(Zingiber officinale)*

Tiene propiedades antiinflamatorias y analgésicas similares a las de la cúrcuma. Puede reducir el dolor muscular y articular, y se utiliza para dolores menstruales y musculares.

Magnesio

Es esencial para la función muscular y nerviosa. Ayuda a reducir los calambres musculares y el dolor asociado con la migraña y los dolores de cabeza.

Melatonina

Además de regular el sueño, tiene propiedades antioxidantes y antiinflamatorias. Mejora la calidad del sueño, lo que puede reducir la percepción del dolor crónico.

Palmitoiletanolamida

Es una sustancia que produce nuestro cuerpo que tiene propiedades antiinflamatorias y analgésicas. Ayuda a reducir el dolor al modular la respuesta inflamatoria y nerviosa. Es útil para el dolor neuropático y crónico.

Resveratrol

Se encuentra en la uva roja, las bayas y los cacahuates. Este antioxidante modula la actividad de los estrógenos y apoya la detoxificación.

Rhodiola rosea

Esta planta adaptógena ayuda a reducir el estrés y la fatiga, lo que contribuye a una mejor gestión del dolor. Además, tiene propiedades antiinflamatorias.

Sulforafanos

Están presentes en las crucíferas, como el brócoli y la col de Bruselas. Estos compuestos inducen enzimas en el hígado que mejoran la capacidad del cuerpo para desintoxicar y eliminar los estrógenos y otros compuestos dañinos.

Por otra parte, tienen propiedades antioxidantes y antiinfla-matorias, lo que favorece la salud hormonal y general.

Té verde

De sus hojas se extraen las catequinas, unos potentes an-tioxidantes que apoyan la detoxificación hepática e influ-yen positivamente en el metabolismo de los estrógenos.

5
EL SEXO

¡¡Este es un temazo!! La fórmula del sexo incluye tantos componentes que necesitaríamos todo un libro para hablar sobre ella. Aunque nos parezca que la sociedad es superabierta y que hablamos de todo, sigue habiendo muchísimos tabúes al respecto. Si nos pasa, nos cuesta reconocer que tenemos un bloqueo, falta de libido, dolor en las relaciones... Cualquier alteración a nivel sexual suele ser difícil de verbalizar. A veces creemos que es sin motivo, y en ocasiones lo tenemos bien identificado. Por eso en este capítulo quiero que entiendas lo complejo que es sentir deseo sexual, y más en la mujer, a causa de las hormonas.

Las variaciones hormonales que notamos a lo largo del ciclo pueden influir en el deseo, así como en la conexión entre la energía y la intimidad. Además, la falta de energía puede tener un gran impacto en las relaciones sexuales. Seguro que lo has experimentado: llegas a casa agotada tras una larga jornada laboral y tráfico horrible. Después de cenar, solo te ves con fuerzas para quedarte dormida a los diez minutos de empezar el capítulo de la serie que llevas intentando ver desde hace un mes.

Como verás, también el estado emocional tiene un gran impacto en este tema. El contexto, el estrés y, por supuesto, las emociones hacia la otra persona harán que tengamos más o menos deseo sexual.

Caso clínico. Reviviendo el deseo

Sofía, una mujer de treinta y siete años, llegó a mi consultorio muy preocupada porque notaba la libido baja. Durante el último año había empezado a prepararse en serio para una carrera de montaña y ese fue el detonante para que disminuyera su deseo sexual, además de experimentar cambios en la menstruación. Todo eso empezaba a afectar su relación de pareja, su bienestar emocional y su autoestima.

Tras realizar cambios en la alimentación y adecuar el consumo de macronutrientes a las necesidades calóricas del entrenamiento, reducir el estrés y aumentar la ingesta de alimentos ricos en zinc y vitaminas del complejo B, junto a algunos suplementos, Sofía notó una mejora significativa en la libido. Poco a poco, su deseo sexual fue aumentando, sus ciclos empezaron a normalizarse y se sintió más conectada con su pareja y con su cuerpo. Por otra parte, notó más energía y mejoró su estado de ánimo.

El caso de Sofía demuestra la importancia de la alimentación y el nivel de estrés en el aumento de la libido y la salud hormonal. La clave está en entender cómo lo que comemos, lo que usamos y cómo vivimos afecta nuestra libido, lo que nos permitirá tomar el control de las hormonas y la vitalidad sexual.

¿Dónde está mi libido?

La libido es la inclinación, el deseo o el impulso sexual que siente alguien, una fuerza motivadora que induce el interés y la búsqueda de actividad sexual. No es solo biológica, sino que se ve influida por una interacción compleja de factores físicos, emocionales y psicológicos.

Desde una perspectiva biológica, la libido está íntimamente relacionada con las hormonas sexuales, el estrógeno y la testosterona, que desempeñan un papel fundamental en la regulación del deseo y la respuesta fisiológica al estímulo. Además, necesitamos tener energía para tener libido. Si el cuerpo detecta que hay poca energía, la va a guardar para realizar las funciones vitales que nos permitan seguir vivas, pero no las destinará a la sexualidad, que es algo secundario. Así que, si siente que hay poca ingesta de alimentos, poco descanso, mucho estrés o algún desafío de salud que necesite energía —como sabes, puede ser incluso una hinchazón abdominal continua—, guardará toda esa energía para dedicarla a esas funciones y apagará el impulso sexual. ¡¡¡Hay que ahorrar para sobrevivir!!!

El componente psicológico de la libido se vincula a factores como la atracción física, la intimidad emocional, las fantasías sexuales y las experiencias pasadas. La forma en que se percibe una persona, así como su relación con el otro, puede tener un impacto significativo en su deseo sexual. El estrés, la ansiedad y otros estados emocionales son capaces de aumentar o disminuir la libido. Además, culturalmente, también se ve influida por las normas sociales, los valores personales y las experiencias culturales, que pueden afectar la actitud respecto a la sexualidad y moldear las expresiones individuales del deseo sexual.

Como habrás experimentado, la libido no es estática, sino que puede variar a lo largo del tiempo debido a cambios hormonales, sucesos de la vida, experiencias personales y factores ambientales. Es una parte natural y compleja de la experiencia humana, fundamental para las relaciones íntimas y la salud sexual.

Con todo esto, ¿qué quiero decir? Pues que muchas veces, cuando sentimos que no tenemos libido, pensamos que estamos enfermas. Sin embargo, hay demasiados factores que influyen en esta fórmula y, aunque puede parecer sencillo, no lo es.

Por supuesto, como habrás podido comprobar en persona, las hormonas y el ciclo menstrual son claves en esta ecuación. A lo largo del ciclo, las fluctuaciones hormonales, en especial de estrógeno y de progesterona, desempeñan un papel básico en el deseo sexual de la mujer. En realidad, todo está muy bien diseñado para garantizar la reproducción y la continuidad de la especie porque, aunque en la sexualidad haya otros fines de contacto, comunicación y cariño hacia el otro, un fin básico que no podemos pasar por alto es la reproducción. Por ello y para ello, nuestras hormonas fluctúan durante el ciclo, haciendo que el impulso sexual aumente cuando la posibilidad de embarazo sea más alta. Veamos cuáles son estas hormonas y qué hace cada una.

Estrógeno

Como ya viste, el estrógeno es una hormona fundamental en el cuerpo de la mujer que desempeña varios roles, incluido el mantenimiento de la salud sexual y reproductiva. El estrógeno puede influir en el deseo femenino de varias maneras:

- **Aumenta la libido**. Potencia el deseo al aumentar la sensibilidad de los tejidos sexuales y estimular la producción de neurotransmisores asociados con la excitación.
- **Mantiene la salud vaginal**. Ayuda a mantener la salud de los tejidos vaginales, incluidas la lubricación y la elasticidad. La adecuada lubricación es importante para disfrutar de una experiencia sexual placentera.
- **Regula el ciclo menstrual**. Juega un papel decisivo en la regulación del ciclo menstrual y la ovulación, y, al ha-

cerlo, contribuye al bienestar emocional y al deseo sexual.

- **Mejora del estado de ánimo.** Tiene efectos positivos en el estado de ánimo y la salud mental, lo que influye en el deseo sexual. Los niveles bajos de estrógeno se asocian con los cambios de humor y la disminución del interés por el sexo.

Progesterona

La progesterona también desempeña un papel importante en la salud sexual y reproductiva. Aunque su relación con el deseo puede ser más compleja que la del estrógeno, influye de varias maneras:

- **Modula el deseo.** Tiene efectos tanto estimulantes como inhibidores de la excitación, dependiendo de varios factores, como los niveles de estrógeno y la fase del ciclo en que esté la persona. En algunas mujeres, aumenta el deseo sexual al actuar con el estrógeno, mientras que en otras puede tener un efecto inhibidor.
- **Reduce la ansiedad.** Tiene efectos calmantes y ansiolíticos, lo que contribuye a una mayor relajación y comodidad durante la actividad sexual. Al reducir la ansiedad, facilita la conexión emocional e intimidad con la pareja, lo que mejora la experiencia.

El proceso de estrógenos y progesterona durante el ciclo menstrual

Durante el ciclo, los niveles de estrógeno y progesterona experimentan cambios significativos que pueden influir en el deseo sexual de la mujer. Veamos lo que sucede en cada fase.

1. Fase menstrual (días 1-5)

El deseo sexual puede variar durante la fase menstrual temprana y verse influido por diversos factores: fatiga, cambios en el estado de ánimo, molestias físicas asociadas con la menstruación y causas emocionales y psicológicas. Algunas mujeres pueden experimentar una disminución de la excitación debido a las molestias físicas o al malestar asociado con la menstruación, mientras que otras pueden no experimentar cambios significativos en su deseo sexual.

Las reglas dolorosas pueden reducir la excitación, ya que quizá veas las relaciones como algo poco atractivo e incluso incómodo. Además, afecta al estado de ánimo y pueden provocar irritabilidad, tristeza o ansiedad.

Comer bien, practicar deporte, una buena salud emocional y dormir las horas necesarias suelen mejorar los síntomas.

2. Fase folicular (días 6-14)

Durante esta fase puede aumentar el deseo, ya que mejora la sensibilidad de los tejidos sexuales y se estimula la producción de neurotransmisores asociados con la excitación.

Los niveles de progesterona permanecen bajos, lo que permite que el estrógeno tenga un efecto más pronunciado en el deseo. Además, es una fase fácil: solemos tener energía, estar de buen humor, y la hinchazón y el dolor no son habituales, así que estamos más receptivas y abiertas.

3. Fase ovulatoria (día 14)

Hacia el momento de la ovulación, los niveles de estrógeno alcanzan su punto máximo, lo que puede provocar un aumento en el deseo. Esto tiene mucho sentido, ya que la biología quiere que, durante esta fase, el deseo sexual esté por las nubes, pues es el momento del ciclo en que podrías quedar embarazada. Es normal que tengas la libido más alta y te sientas bella y con mucha energía. ¡Todo está diseñado para perpetuar la especie!

Los niveles de progesterona comienzan a aumentar después de la ovulación, pero pueden permanecer relativamente bajos en comparación con la fase lútea.

4. Fase lútea (días 15-28)

Los niveles de progesterona alcanzan su punto máximo, mientras que los de estrógeno pueden permanecer elevados, pero tienden a disminuir gradualmente.

En algunas mujeres, la progesterona puede tener un efecto más pronunciado en la reducción del deseo sexual, en concreto si se combina con niveles más bajos de estrógeno.

A veces esta fase puede resultar molesta para algunas mujeres, alterar el estado de ánimo o sentir cierto agotamiento, lo que puede provocar que el deseo sexual disminuya de forma considerable. Si es tu caso, te aconsejo que revises qué está pasando para mejorar toda esta sintomatología. No digo que esto sea el origen de la falta de deseo, pero seguro que encontrarte mejor y tener más ánimo y energía te ayudarán.

¿Nosotras producimos testosterona?

Aunque se conoce como la hormona sexual masculina, desempeña un papel importante en la salud sexual de las mujeres. En nosotras, la testosterona se produce en los ovarios y las glándulas suprarrenales, aunque mucho menos que en los hombres. Esta hormona juega un papel muy importante en la excitación femenina, ya que es básica para el mantenimiento de la libido y la salud sexual.

La testosterona actúa sobre el cerebro, ya que aumenta la receptividad a los estímulos sexuales y mejora el estado de ánimo, lo que puede despertar el deseo. Además, puede potenciar la sensibilidad de las áreas erógenas y mejorar la respuesta sexual, de manera que las experiencias sexuales sean más placenteras y satisfactorias. Por otra parte, puede asociarse a un mayor deseo de iniciar el contacto sexual y participar activamente en la intimidad con la pareja.

Es importante tener en cuenta que, si bien la testosterona es básica para la salud sexual femenina, el equilibrio hormonal es complejo, y otros factores —como la salud metabólica— y otras hormonas —como el estrógeno y la progesterona— también juegan un papel significativo. Sin embargo, un nivel adecuado de testosterona contribuye al mantenimiento de un deseo sexual saludable en las mujeres.

Libido y menopausia

La disminución del deseo sexual en la menopausia, que suele producirse hacia los cincuenta años, se atribuye a diversos cambios hormonales y físicos que experimentamos las mujeres en este periodo de transición. Cuando llegamos a la menopausia —y durante la perimenopausia, que puede empezar varios años antes—, poco a poco los ovarios van reduciendo la producción de estrógeno y progesterona, que, como recordarás, son las hormonas clave en la regulación del ciclo menstrual y el mantenimiento de la salud reproductiva. En esta situación, el estrógeno se mantiene alto, y podemos sentir un cambio de hormonas bastante loco: cambios de humor y corporales, reglas más abundantes, ciclos más o menos largos...

Por mi experiencia en el consultorio, durante la perimenopausia es vital cuidar del sistema digestivo. ¿Por qué? Pues porque es el encargado de convertir y depurar el estrógeno. Si no funciona bien, acumularemos más y la situación se agravará. Por otra parte, hay bacterias en el intestino que pueden aumentar el estrógeno circulante. Otra situación que reabsorbe estrógeno es el estreñimiento, así que, si estás hinchada o estreñida, tienes más pruebas de que tus estrógenos estén por las nubes. Por otra parte, el consumo de tóxicos como el alcohol hará que tus vías depurativas vayan más lentas y elimines peor las hormonas. Intenta no tomar alcohol de forma habitual o evítalo del todo.

Volvamos a la menopausia. La disminución de los niveles de estrógeno provoca cambios en el tejido vaginal, como sequedad y adelgazamiento, lo que puede hacer que las relaciones sexuales sean incómodas o dolorosas. Los estrógenos estimulan la producción de mucosa vaginal, que mantiene la vagina lubricada y evita la sequedad. Por otro lado, promueven el flujo sanguíneo hacia los tejidos vaginales, lo que ayuda a conservar su elasticidad y grosor. También influyen en la composición de las células que recubren la vagina para que sigan sanas y robustas.

En conjunto, estos efectos ayudan a prevenir la sequedad vaginal y el adelgazamiento excesivo del tejido vaginal, lo que puede causar molestias y aumentar el riesgo de infecciones. Es muy típico que, en la menopausia, algunas mujeres empiecen a tener infecciones de orina de forma recurrente. En ese caso, habría que revisar también el intestino para ver cómo está la microbiota y trabajar la vaginal.

El estrógeno influye en la producción de glucógeno vaginal, ya que estimula las células epiteliales de la vagina para que lo produzcan. El glucógeno es una forma almacenada de glucosa que actúa como fuente de energía para las células. En la vagina, sirve como sustrato para ciertas bacterias, como los lactobacilos, que la fermentan para producir ácido láctico, encargado de mantener un pH vaginal ácido que es crucial para prevenir el crecimiento de bacterias no deseadas y mantener un equilibrio saludable de la microbiota en la vagina. Así, el estrógeno, como estimula la producción de glucógeno vaginal, contribuye indirectamente a mantener la salud y el equilibrio de este entorno.

Tanto la sequedad como las infecciones pueden provocar una disminución en el interés por la actividad sexual. Como veremos más adelante, algunas vitaminas mejoran la salud de los tejidos al humectarlos, y hay probióticos que pueden ayudar con la microbiota.

La menopausia está asociada con síntomas como sofocos, cambios en el sueño y fluctuaciones en el estado de ánimo que pueden afectar el bienestar general y la calidad de vida, además de influir negativamente en el deseo, ya que la fatiga y el estrés relacionados con estos síntomas pueden contribuir a una menor disposición para las relaciones:

- Los **sofocos** están muy relacionados con los niveles de estrés, ya que las neuronas termorreguladoras —encargadas de regular temperatura corporal— estarán más o menos sensibles a estos cambios. Revisa tu nivel de estrés si tienes muchos sofocos.

- La **alimentación** influye mucho: comer bien y mantener unos buenos niveles de glucosa en sangre hará que nos encontremos mejor.

- Los **aspectos emocionales y psicológicos** desempeñan un papel importante en esta etapa. La menopausia es una transición significativa en la vida de una mujer, y los cambios físicos pueden afectar la autoimagen y la confianza. La sociedad y las expectativas culturales sobre la sexualidad también pueden influir en la percepción del deseo, así que es esencial abordar estos cambios con comprensión y apoyo.

En la actualidad, la menopausia sigue siendo un tema tabú en nuestra sociedad, y si a esto le sumamos el sexo, más todavía. Muchas mujeres se sienten desahuciadas en esta etapa y sufren estos cambios en silencio. ¡Ojo! No digo que todas sientan lo mismo; de hecho, algunas tienen transiciones muy buenas, ya sea por cuestión genética o por sus hábitos de vida. Sin embargo, muchas los sufren. Da igual cómo sea: tenemos que visibilizar esta etapa y mejorar la calidad de vida de las mujeres.

Otras situaciones que pueden afectar la libido

Supongo que a estas alturas ya sabes que el deseo sexual es un aspecto complejo y multifacético de la salud que puede verse influido por una variedad de factores a lo largo de la vida. Si bien es común asociar la falta de deseo sexual con la menopausia o las variaciones del ciclo, existen otras situaciones que también pueden alterar la libido de manera significativa.

La amenorrea, la ausencia de menstruación, puede ser un indicador de desequilibrios hormonales subyacentes que impactan directamente en la libido. Asimismo, los problemas tiroideos, como el hipo o el hipertiroidismo, son capaces de alterar las hormonas que regulan el metabolismo y el estado de ánimo, lo que es capaz de provocar una disminución en el deseo sexual. La falta de energía —ya sea por estrés crónico, deficiencias nutricionales o falta de sueño— también juega un papel crucial en la disminución de la libido, ya que afecta tanto nuestro bienestar físico como emocional.

Vamos a profundizar en cada una de estas condiciones para comprender cómo pueden influir en tu deseo sexual y qué pasos puedes seguir para recuperar tu energía y bienestar general.

Amenorrea

La ausencia de menstruación puede afectar el deseo sexual de varias maneras. En primer lugar, la amenorrea puede estar asociada con desequilibrios hormonales, como niveles bajos de estrógeno, lo que, como ya viste, puede modificar el tejido de la vagina y reducir el deseo sexual en algunas mujeres. Además, puede estar relacionada con condiciones médicas subyacentes, como trastornos de la alimentación o problemas de tiroides, que también afectan el deseo.

Por otro lado, puede tener implicaciones psicológicas, como la preocupación por la salud reproductiva o la autoimagen, que pueden influir en el deseo sexual. Las mujeres que experimentan amenorrea pueden sentirse menos conectadas con su feminidad o sexualidad debido a la ausencia de menstruación, lo que puede influir en su deseo.

Es importante abordar cualquier preocupación sobre la amenorrea con un profesional de la salud para identificar y tratar cualquier causa subyacente, además de buscar apoyo psicológico, si es necesario, para abordar el impacto emocional en el deseo. El uso de la píldora en estos casos te proporcionará las hormonas que no produces y, en muchos casos, evitará los síntomas, pero no soluciona la causa. Si es una amenorrea por bajo peso, habrá que valorar y modificar la alimentación y los hábitos de vida. Si es por estrés, tendrás que hacer cambios en la conducta y el día a día... Es decir, la píldora no resolverá el problema que ha causado esa amenorrea.

En algunos casos, puede producirse por el síndrome de ovario poliquístico (SOP), que provoca que algunas mujeres tengan muy pocos ciclos al año o bien que desaparezcan. Este síndrome es complejo y no lo voy a tratar aquí, pero en algunos casos la alimentación y el deporte ayudan. Si el estrés es lo que ha provocado la amenorrea, modificar los hábitos de vida es fundamental. Hay mujeres que tienen mucha sintomatología premenstrual hasta que llega el sangrado, y esta situación puede alargarse. A veces son ciclos de cuarenta, sesenta o noventa días, incluso más, de manera que conseguir una cierta regularidad en los ciclos es clave para mejorar su calidad de vida. Algunos suplementos como el inositol, que veremos en el apartado de «Suplementación», son de gran ayuda.

Problemas tiroideos

La tiroides es una glándula imprescindible para el buen funcionamiento del cuerpo. Un exceso o una baja producción de hormonas tiroideas puede sentirse tanto a nivel de producción hormonal como de energía.

Estas hormonas juegan un papel importante en el metabolismo y la regulación de otras hormonas del cuerpo. Cuando su producción disminuye, puede producirse un desequilibrio en otras, como el estrógeno y la progesterona, que es capaz de provocar síntomas como cambios en el ciclo menstrual, fatiga, depresión, aumento de peso y disminución del deseo. Además, pueden influir en la función de las glándulas endocrinas, como la pituitaria, que a su vez puede influir en la producción de hormonas sexuales.

Cuando los niveles de hormonas tiroideas son bajos, como en el caso del hipotiroidismo, el metabolismo se ralentiza y la producción de energía disminuye, lo que puede provocar fatiga, debilidad y letargo. Y, al contrario, cuando los niveles son altos, como en el hipertiroidismo, el metabolismo se acelera y aumenta la producción de energía, de manera que quizá te sientas nerviosa, agitada o pierdas mucho peso sin querer.

Si has notado cambios en el deseo sexual, poca energía, palpitaciones, exceso de sudoración, agitación..., te recomiendo que te hagas un análisis en el que valoren tu actividad tiroidea para ver el funcionamiento de la hormona estimulante de la tiroides (TSH, por sus siglas en inglés), la tiroxina (T4) y la triyodotironina (T3, en su forma activa) para comprobar si todo funciona correctamente.

Falta de energía y deseo

La falta de energía puede afectar significativamente el deseo sexual de una mujer debido a una serie de factores. En primer lugar, la fatiga física y mental asociada con la falta de energía puede reducir las ganas de participar en actividades íntimas, es decir, el cansancio hace que te sientas agotada y menos inclinada a invertir tiempo y esfuerzo en la intimidad.

Además, suele asociarse con altos niveles de estrés y con las preocupaciones cotidianas. El estrés crónico puede provocar la liberación de cortisol, la hormona del estrés, que afecta negativamente a hormonas sexuales como el estrógeno y la progesterona, y esto puede provocar desequilibrios que influyan en el deseo.

Cuando estás estresada, tu cuerpo entra en un estado de alerta y, como respuesta a esa tensión, produce cortisol, una hormona que desencadena una serie de respuestas fisiológicas diseñadas para ayudarte a lidiar con el estrés a corto plazo, como aumentar los niveles de glucosa en la sangre para proporcionarte energía rápida y suprimir temporalmente funciones no esenciales, como la digestión y el sistema reproductivo.

Si lo piensas, tiene todo el sentido del mundo: el cuerpo está programado para evitar los peligros por los que el ser humano moría en la antigüedad. Por tanto, en una situación de estrés agudo, como cuando corres delante de un depredador, lo último que quiere el cuerpo es activar el deseo sexual. Lo que pretende es que salgas corriendo de allí, te pongas en modo agresivo para sobrevivir y te largues sin mirar atrás.

Como ahora ya no corremos delante de animales peligrosos, el problema surge cuando, en vez de un depredador, tenemos un trabajo, una relación, un problema familiar... que nos produce estrés crónico. En estas situaciones, los niveles de cortisol se mantienen altos durante periodos prolongados, tal vez no a los niveles que tendríamos para salir corriendo delante de un animal, pero lo suficiente como para interferir con la producción de otras hormonas, incluidas las sexuales, como la testosterona y el estrógeno.

El estrés crónico puede tener otros efectos negativos en la salud sexual, como reducir el flujo sanguíneo hacia los órganos sexuales, aumentar la tensión muscular que puede dificultar el placer y afectar negativamente la intimidad y la conexión emocional con la pareja.

También puede influir en la autoimagen y la autoestima. Cuando una mujer se siente cansada o abrumada, no se verá tan segura o atractiva, lo que puede impactar en su disposición para participar en las relaciones íntimas.

La falta de energía no viene solo de un estrés mantenido o de un trabajo agotador, sino también de un sistema inmunitario encendido constantemente por problemas digestivos, hormonales o metabólicos. Revisa si tienes hinchazón abdominal, ardor o cualquier molestia que esté robando energía a tu cuerpo.

Analiza cómo comes: comer mal inflama, y si tomas alimentos procesados te quedarás sin energía. Si sientes mucho sueño después de comer, algo no está bien. La buena dieta y mantener los niveles de glucosa estables te ofrecerá la energía necesaria para todo el día sin que sufras grandes fluctuaciones.

Por último, como ya viste en el capítulo 1 «El sueño», revisa cuántas horas duermes y comprueba si es un sueño de calidad. Dormir poco o mal puede inflamar y restarte energía, además de que aumenta el cortisol, y no queremos tenerlo elevado de forma crónica.

Estrategias para aumentar el deseo sexual

Aumentar el deseo sexual implica una combinación de cambios a nivel físico, emocional y de estilo de vida. Vamos a revisar algunos que podrían serte útiles:

- **Autocuidado.** Aunque suene obvio, no son tantas las mujeres que lo hacen de forma regular. ¡Piensa en las madres! Practicarlo aumenta la confianza y el bienestar. Dedica tiempo a actividades que te hagan sentir bien, ya sea hacer ejercicio, meditar, leer o disfrutar de un baño relajante. A veces pregunto en el consultorio a mis pacientes: «¿Qué te gusta hacer?». Créeme que muchas mujeres no saben qué contestar. Haz una lista de las actividades que te gustan y anota al lado cuáles de ellas estás haciendo hoy. Si no son muchas, intenta incluir algunas en tu vida. Para tener deseo sexual, debes disfrutar de la vida. Prioriza tu cuidado y observa lo que ocurre.

- **Actividad física regular.** El ejercicio no solo favorece la salud cardiovascular, sino que aumenta los niveles de energía y mejora el estado de ánimo, y eso contribuye al deseo. Como ya viste en el capítulo 3 «La energía», las hormonas que producimos al hacer ejercicio generan placer, lo que despierta el deseo. Además, el deporte mejora la circulación y favorece a todos los tejidos y órganos implicados en el deseo sexual. Elige un ejercicio que te guste, que te dé placer. No hace falta que vayas al gimnasio. ¡Baila, escala una montaña...! Encontrarás mil opciones.

- **Comunicación.** Hablar abierta y honestamente con tu pareja de tus fantasías, deseos y preocupaciones puede fortalecer vuestra conexión emocional y mejorar la intimidad. Hoy nos cuesta mucho comunicarnos, ya no solo con nuestra pareja, sino con todo el mundo. Las redes sociales están haciendo que nos aislemos, que no nos relacionemos y que, ante los problemas, hagamos *scroll* y nos evadamos. Habla, habla y habla, no des nada por sentado. Di lo que necesitas y todo irá mucho mejor.

- **Gestión del estrés.** Como ya viste, el estrés crónico puede influir en el deseo sexual. Prácticas como la meditación, el yoga o tomarte tiempo para relajarte y hacer lo que te gusta pueden reducirlo. Si siempre llegas a casa estresada, dedícate un tiempo, aunque sea dar un paseo corto mientras escuchas tu canción favorita. Parece una tontería, pero te aseguro que entrarás en casa con otra actitud y eso cambiará el resto del día. Más adelante te hablaré de algunos suplementos que te ayudarán a dormir mejor y a gestionar el estrés de otra manera.

Recuerda que el deseo sexual puede variar a lo largo del tiempo y responder a diversas circunstancias. Si la disminución persiste y afecta negativamente tu vida, plantéate hablar con un profesional de la salud o un terapeuta sexual. Ambos te ofrecerán orientación personalizada y estrategias para mejorar tu situación concreta.

Alimentación

Seguro que, al llegar a este apartado, pensaste: «Pero ¡¡cómo voy a mejorar la salud sexual con los alimentos!!». ¡Pues sí! Una alimentación equilibrada puede influir en la salud y la función hormonal, además de mejorar tu estado de ánimo y tu energía.

Como ya viste, mantener unos buenos niveles de azúcar en la sangre es clave para que te sientas bien durante todo el día y que cuentes con energía extra para funciones como la sexualidad. Seguro que muchas veces el cansancio ha triunfado ante las ganas... En este apartado te voy a proponer algunas recetas que te ayuden a mantener la energía gracias a nutrientes que mejoren tu salud hormonal y, por qué no, con un toque afrodisiaco. *Bon apetit!*

Para empezar, aquí te presento diez nutrientes que te pueden ayudar:

1. **Zinc.** Es básico para producir testosterona y otras hormonas sexuales, y juega un papel crucial en la salud reproductiva. Fuentes alimenticias: ostras, carnes rojas, semillas de calabaza, nueces, almendras...

2. **Magnesio.** Mejora la circulación sanguínea y las funciones muscular y nerviosa, lo que es básico para la función sexual. Fuentes alimenticias: espinacas, semillas de calabaza, almendras, aguacates, chocolate negro...

3. **Vitamina E.** Conocida como la *vitamina del sexo*, mejora la circulación y oxigenación de la sangre, lo que aumenta la libido. Fuentes alimenticias: almendras, avellanas, espinacas, brócoli, aceite de oliva...

4. **Ácidos grasos omega 3.** Mejoran la salud cardiovascular y la circulación sanguínea, lo que aumenta la excitación. Fuentes alimenticias: salmón, sardinas, caballa, melva, semillas de chía, nueces...

5. **Vitamina C.** Favorece la circulación sanguínea y aumenta la libido. Es crucial para la salud de los vasos san-

guíneos. Fuentes alimenticias: naranjas, fresas, kiwis, pimientos, brócoli...

6. **Arginina.** Mejora la producción de óxido nítrico, que relaja los vasos sanguíneos y favorece el flujo de la sangre. Fuentes alimenticias: nueces, semillas, carnes rojas, pescado, productos lácteos (cabra y oveja)...

7. **Boro.** Regula los niveles hormonales de testosterona y estrógenos. Fuentes alimenticias: almendras, nueces de Brasil, aguacates...

8. **Vitamina B$_6$.** Regula las hormonas y reduce los síntomas del SPM, lo que favorece a la libido. Fuentes alimenticias: pescado, pollo, cerdo, espinacas, aguacates, semillas de girasol, nueces...

9. **Feniletilamina.** Mejora el estado de ánimo y la atracción sexual. Fuentes alimenticias: chocolate negro, algas marinas, carne, quesos (cabra y oveja), aguacates, nueces, semillas de girasol...

10. **Resveratrol.** Favorece la salud cardiovascular y aumenta la circulación sanguínea y la libido. Fuentes alimenticias: uvas rojas, moras, arándanos, cacahuates...

Recetas

Aquí encontrarás algunas recetas que combinan los alimentos anteriores. Aportan nutrientes y, por supuesto, controlan el nivel de azúcar en la sangre. ¡Porque libido sin energía es imposible!

Salmón con jengibre y ensalada de algas

Ingredientes

Para el salmón con jengibre

- ¼ de taza de salsa de soya
- 1 cucharada de jengibre fresco, rallado
- 2 dientes de ajo, finamente picados
- 1 cucharada de AOEV
- 4 filetes de salmón
- Semillas de ajonjolí tostadas (para decorar)
- Cebollín, picado (para decorar)

Para la ensalada de algas

- 1 taza de algas *wakame* secas
- 1 zanahoria, rallada
- 1 pepino, cortado en rodajas finas
- 2 cucharadas de vinagre de manzana sin filtrar
- 1 cucharada de salsa de soya
- 1 cucharada de aceite de oliva

- 1 cucharadita de jengibre fresco, rallado
- 1 cucharadita de semillas de ajonjolí tostadas

Elaboración

Para el salmón con jengibre

1. En un tazón, mezcla la salsa de soya, el jengibre, el ajo y el AOEV.
2. Coloca los filetes de salmón en una bolsa con cierre hermético o en un recipiente plano, y vierte la marinada encima. Déjalo en el refrigerador al menos 30 minutos.
3. Calienta el AOEV en un sartén grande a fuego medio-alto. Saca los filetes de salmón de la marinada (resérvala) y ponlos en el sartén con la piel hacia abajo.
4. Mientras se cocina, vierte la marinada en una cacerola pequeña y cocínala a fuego medio hasta que se reduzca y se espese ligeramente.
5. Cocina el salmón hasta que esté hecho por ambos lados. Coloca dos filetes en cada plato.
6. Sírvelo con la reducción encima y decóralo con las semillas de ajonjolí y el cebollín.

Para la ensalada de algas

1. Remoja las algas en agua fría durante unos 10 minutos o hasta que se hidraten y se expandan. Escúrrelas bien y córtalas en tiras si es necesario.
2. En un tazón grande, mezcla las algas hidratadas, la zanahoria y el pepino.

3. En un tazón pequeño, mezcla el vinagre, la salsa de soya, el AOEV y el jengibre.

4. Vierte el aderezo sobre la ensalada y mezcla bien.

5. Espolvorea semillas de ajonjolí tostadas antes de servirlas.

Barritas energéticas de almendras, chocolate, semillas de girasol y arándanos

Ingredientes

- 1 taza de almendras crudas
- 1 taza de semillas de girasol
- 1 taza de arándanos secos
- ½ taza de harina de coco
- ½ taza de mantequilla de almendra
- ½ taza de chocolate negro, picado
- Una pizca de sal

Elaboración

1. En un *bowl* grande, mezcla las almendras, las semillas de girasol, los arándanos y la harina de coco.

2. En una cacerola pequeña puesta a fuego lento, calienta la mantequilla de almendra.

3. Viértela sobre los ingredientes secos y mezcla hasta que se combinen todos los ingredientes.

4. Deja enfriar la masa antes de añadir el chocolate picado para evitar que se derrita.

5. Vierte la mezcla en un molde y presiona la masa con una espátula o las manos húmedas para compactarla.

6. Mete el molde en el refrigerador durante 2 horas o hasta que la mezcla esté firme.

7. Pasado el tiempo, saca la mezcla y córtala en barritas del tamaño deseado.

8. Si las guardas en un recipiente hermético en el refrigerador, te durarán hasta dos semanas.

Suplementación

La suplementación puede ser una muy buena alternativa, pero debes tener cuidado. Aquí encontrarás algunas sustancias que se han asociado con la mejora del deseo sexual.

Ashwagandha (Withania somnifera)

Esta hierba mejora la función sexual de varias maneras: reduce el estrés, aumenta la energía y aporta equilibrio hormonal.

Fitoestrógenos

Estos compuestos vegetales tienen una estructura química similar al estrógeno, la principal hormona sexual femenina. Se encuentran en varios alimentos de origen vegetal, como la soya, la linaza, las legumbres y algunas frutas y verduras.

Pueden mejorar el deseo sexual porque actúan como moduladores de los receptores de estrógeno en el cuerpo, y limitar o bloquear parcialmente su acción, lo que corrige los desequilibrios hormonales y mejora la función sexual. Además, son capaces de aliviar algunos de los síntomas de la menopausia, como los sofocos, la sequedad vaginal y los cambios de humor, que afectan negativamente el deseo sexual.

Algunos estudios sugieren que los fitoestrógenos mejoran el flujo sanguíneo hacia los órganos sexuales y tienen efectos positivos en el estado de ánimo, además de reducir la depresión y la ansiedad, dos aspectos que pueden influir en el deseo sexual.

Inositol

Este compuesto regula los ciclos menstruales en las mujeres que padecen SOP, ya que mejora la sensibilidad a la insulina y equilibra las hormonas. Al reducir la resistencia a la insulina, puede disminuir los niveles de andrógenos (hormonas masculinas), favorecer la regularidad menstrual y aliviar los síntomas del SOP. Si tienes los ciclos menstruales regulares y los niveles hormonales equilibrados, notarás una mejora en el estado de ánimo y la función sexual, además de un aumento del deseo.

Ginkgo biloba

Se ha relacionado con la mejora del flujo sanguíneo, lo que en algunos casos puede beneficiar a la función sexual.

Ginseng asiático (Panax ginseng)

Se cree que favorece el deseo, ya que aumenta el flujo sanguíneo hacia los órganos sexuales, mejora la función hormonal y aporta energía y resistencia física. Algunos estudios sugieren que tiene efectos positivos en el estado de ánimo y reduce el estrés, lo que también mejora el deseo.

Maca (*Lepidium meyenii*)

En algunas culturas, esta planta se ha utilizado tradicionalmente como afrodisiaco. Diversas investigaciones sugieren que puede tener efectos positivos en la función sexual. Su sabor no es muy agradable, pero la puedes combinar con otras plantas para camuflarlo.

Melatonina

Esta hormona que se produce en el cuerpo desempeña un papel en la regulación del ciclo sueño-vigilia. Aunque está asociada con el sueño, puede influir en la función sexual porque reduce el estrés, regula las hormonas y es antioxidante.

Vitamina A

Desempeña un papel importante en la regulación de la función sexual gracias a su impacto en varios aspectos del sistema reproductivo. Es necesaria para la síntesis de las hormonas sexuales como el estrógeno, y crucial para mantener un sistema inmunitario saludable que proteja contra infecciones que afectarían a la función sexual y a la salud reproductiva.

Además, un buen funcionamiento del sistema inmunitario hará que tengas más energía y que no te notes tan cansada durante el día. Actúa como antioxidante, ya que neutraliza los radicales libres, y protege las células y los tejidos del daño oxidativo. Por otra parte, mantiene la humedad y elasticidad del tejido vaginal, lo que previene la sequedad, y es esencial para la producción de mucosa, lo que ayuda a proteger y lubricar la vagina.

Vitamina E

Potencialmente, aumenta el deseo sexual por su capacidad para mejorar la salud cardiovascular, promover la circulación sanguínea y actuar como antioxidante. Retiene la humedad en la piel y los tejidos, alivia la sequedad vaginal y mejora la sensación durante las relaciones sexuales.

Zinc

Es esencial para la producción de hormonas sexuales, y puede desempeñar un importante papel en la salud sexual. Regula la función de muchas glándulas y mejora la sensibilidad de otras hormonas, como la testosterona.

6

EL ACÚMULO DE GRASA

En este capítulo voy a tratar un tema que provoca un gran interés, en especial entre las mujeres. ¿Por qué entre ellas? No voy a entrar en cuestiones que no me corresponden, ni me pondré a hablar aquí de autoexigencia, imagen corporal, visión de la mujer en la sociedad... Sería meterme en camisa de once varas, así que me centraré en la parte fisiológica y nutricional, que es la que me corresponde (aunque lo otro es un temazo, ¿ehhhh?).

Aquí veremos por qué las mujeres tendemos a acumular grasa en distintas partes del cuerpo —el abdomen, las caderas, los glúteos...— en diferentes momentos de la vida. ¿Alguna vez has visto a mujeres que habían sido muy delgadas y, de repente, llegan a la menopausia y empiezan a tener más cuerpo? ¿Conoces a alguna que, a raíz del hipotiroidismo, no consiga mover ni un gramo? Como siempre, vamos a entender a nuestras hormonas para saber por qué y para qué se produce la acumulación de grasa, de manera que nos centraremos en cómo las emociones, el estrés y la alimentación nos pueden hacer ganar grasa. Y ya te aviso: voy a rechazar el dogma de que comer grasa es acumular grasa, para que te des cuenta de que el sedentarismo y el azúcar son más peligrosos que el tocino. Por supuesto, en el apartado «Alimentación» incluiré recetas ricas para que pongas en práctica todo lo aprendido.

Caso clínico. Reducción del acúmulo de grasa

Elena, una mujer de cuarenta y cinco años, llegó a mi consultorio porque, en el último año, había experimentado un aumento de grasa en el abdomen. A pesar de mantener una rutina de ejercicio, la grasa seguía acumulándose, y esta situación comenzaba a afectar su confianza.

Al analizar su alimentación, me di cuenta de que comía sano, pero muchas veces al día, y picar algo entre horas la hacía abusar de los frutos secos, que, aunque tienen muchas propiedades, son altos en calorías. Por otra parte, cada mañana desayunaba un pan tostado con aceite. Parece un inicio del día saludable, pero solo le aportaba azúcar del pan y grasa del aceite, nada más. Entonces le expliqué que a ese desayuno le faltaban proteínas y grasas saludables para que el azúcar le subiera más despacio en la sangre, lo que le provocaría sensación de saciedad y tendría menos hambre a las pocas horas.

Elena empezó a aplicar estos cambios en el desayuno: huevos, jamón, aguacate, yogur de coco... Al principio tenía miedo porque sentía que era mucha comida, pero pronto vio que ya no tenía la necesidad de picar nada entre horas y eso la hizo confiar en el proceso. Redujo las harinas y su cuerpo empezó a responder: comenzó a bajar grasa y a desarrollar más músculo, e incluso era capaz de hacer ayunos prolongados porque el hambre tardaba en llegar.

El caso de Elena destaca la importancia de la alimentación adaptada a cada momento de la vida. Con la edad y las variaciones hormonales, las mujeres necesitamos ir adecuando la alimentación, no podemos comer lo mismo con veinte que con cincuenta. No se trata de contar calorías, sino de entender que, si le damos al cuerpo lo que necesita, empezará a responder y nos sentiremos fuertes y en forma sin necesidad de sufrir y comer poco.

Comer grasa no es ganar grasa

El acúmulo de grasa en el cuerpo se ve influido por una serie de factores que incluyen el estilo de vida y la alimentación. Al contrario de lo que nos han hecho pensar, las grasas saludables no son las culpables del aumento de peso y el acúmulo de grasa, sino el sedentarismo y el exceso de azúcar.

No moverse contribuye al aumento de peso y el acúmulo de grasa en el cuerpo. Cuando llevamos un estilo de vida sedentario, no gastamos nada y acumulamos más grasa. Por otra parte, la falta de ejercicio provoca la pérdida de masa muscular, lo que a su vez reduce la tasa metabólica basal y dificulta cada vez más la quema de calorías.

A veces, lo que algunas personas llaman *genética* no son más que costumbres heredadas a la hora de comer que condicionan el peso y la distribución corporal. Sin embargo, es cierto que hay una parte heredada con cierto impacto: por un lado, lo que ocurrió mientras estábamos en el útero materno y cómo se nos programó para la vida (suena a *Matrix*, pero es así); y, por otro, la educación que hemos recibido desde pequeñas a nivel de hábitos alimentarios.

Respecto al útero materno, si naciste con bajo peso o prematura, quizá tu programación sea más ahorradora que la de otras personas y que, por ejemplo, tiendas a acumular grasa en la zona abdominal. A veces sucede porque el cuerpo detecta que has llegado a un mundo de carencia donde falta el alimento (porque sabe que has nacido pequeñita) y te programa para ahorrar y que puedas sobrevivir (¡yo pesé dos kilos y medio!). Estas condiciones son las que te llevan a tener cierta resistencia a la insulina, ovarios poliquísticos, dificultad para perder peso, acumulación de grasa en la zona abdominal, más vello y ciclos irregulares, acné... Si te sientes identificada y estás a punto de llamar a tu madre para darle las gracias, tranquila, frena. Esta tendencia se puede modular, y podemos convertir las debilidades en fortalezas.

¿Cómo puedes hacerlo?

Cuando naces con bajo peso, tiendes a tener más hormona masculina. De ahí el vello, el acúmulo de grasa abdominal y la facilidad para muscular. Por si no te has dado cuenta, las que tenemos este metabolismo ahorrador con más hormona masculina desarrollamos músculo, es decir, el deporte nos ofrece mejores resultados corporales y, si lo hacemos bien, nos podemos poner muy fuertes (algunas de estas mujeres se quejan de que el músculo les crece demasiado). Cuando alguien con esta tendencia empieza a comer más grasas y proteínas de calidad, reduce los azúcares y empieza a hacer deporte, el hambre disminuye, el porcentaje de grasa corporal baja y aparece el músculo, lo que ayuda a regular el metabolismo y el hambre. Más adelante te pondré ejemplos, pero el ejercicio —si es en ayunas, genial, pero no es obligatorio— y desayunar sin pan puede ser un buen comienzo y ayudar en estos casos.

Por lo que se refiere a la distribución de grasa, si queremos diferenciar a los hombres de las mujeres, de forma reduccionista podríamos decir que nosotras tendemos a acumular grasa en las caderas, los muslos y los glúteos debido a hormonas como el estrógeno, que favorece esta distribución. Por su parte, los hombres tienden a acumularla en el abdomen por factores como la testosterona. Pero, en realidad, no es así, no es blanco o negro. Podemos encontrar a hombres con grasa en las caderas y a mujeres con un predominio de la hormona masculina —sobre todo si padecen SOP— que la acumulan en el abdomen. Si tienes más hormona masculina, quizá hayas notado que desarrollas músculo con facilidad y que, si engordas, siempre es la zona del estómago.

Pero no solo el estrógeno y las hormonas masculinas participan en esto. El cuerpo produce una variedad de hormonas que regulan el metabolismo, el apetito y la distribución de la grasa. La insulina, por ejemplo, es clave en su almacenamiento. Cuando consumes alimentos ricos en carbohidratos, los niveles de insulina suben, lo que promueve el almacenamiento de grasa en vez de quemarla para obtener energía.

Por eso, si tienes un exceso de insulina por la ingesta de alimentos o eres resistente a ella —lo que hará que tus niveles en sangre se mantengan elevados—, tenderás a acumular grasa. Esto ocurre porque el aumento constante de insulina puede hacer que las células sean menos sensibles a sus efectos, y que eso te provoque la resistencia. Y eso significa que tu cuerpo necesita producir más para controlar los niveles de azúcar en sangre, lo que puede hacerte desarrollar en el futuro una diabetes tipo 2, además de provocarte otros problemas hormonales.

La insulina es una hormona de acumulación, lipogénica, es decir, que fabrica grasa. Cuando tienes niveles altos de insulina en la sangre, no quemas grasa. Por ello, si pretendes quemarla, no te recomiendo que te comas un plátano antes de ir a entrenar, como hace mucha gente. Lo ideal sería que hicieras ejercicio en ayunas siempre y cuando te encuentres con fuerzas suficientes y no te marees, o bien, si necesitas comer algo, que sea bajo en azúcar para que no dispare los niveles de esta hormona en la sangre. Al final del capítulo te propondré ideas de *snacks* para comer entre horas, pero cómelos solo si tienes hambre. Tu cuerpo tiene suficientes reservas para que te muevas sin comer.

Cuanto más estables sean tus niveles de azúcar en la sangre y menos picos hagas, más difícil será que acumules grasa. Si además añades movimiento a tu día, verás que la fórmula empieza a funcionar. Es cierto que esto dependerá del ejercicio que hagas: si tiene mucha intensidad o lo practicas durante mucho tiempo, necesitarás comer, pero en ese caso estaríamos hablando de deportistas profesionales. Aquí me refiero a una persona que va al gimnasio cuarenta y cinco minutos o que sale a correr media hora a un ritmo suave. Para ese tipo de movimiento, no es necesario que comas, salvo que tengas hambre.

¡Pero ojo! Se ha hablado tanto del ayuno intermitente que mucha gente se aguanta las ganas de comer porque quiere pasar determinado número de horas en ayunas, dado que han oído que es saludable. Eso es perjudicial. Si aguantas las ganas de comer, lo único que conseguirás será activar en exceso tu eje de estrés y, como ya sabes, eso también te hará acumular grasa porque aumentará el cortisol. Si tienes hambre, come, y, si tienes hambre a todas horas, habla con un especialista en salud hormonal que te ayude a regularla.

El exceso de azúcar en la dieta es otro factor importante relacionado con el acúmulo de grasa. Los alimentos y las bebidas ricos en azúcares añadidos, como los refrescos, los dulces, los pasteles y los alimentos procesados, pueden provocar picos en los niveles de glucosa y estimular la liberación de insulina, que, como ya viste, favorece el almacenamiento de grasa. Sin embargo, cuando pensamos en exceso de azúcar en la alimentación, no tenemos que centrarnos únicamente en los alimentos procesados. Si tu alimentación se basa en carbohidratos —como avena, pan, arroz, pasta, fruta en exceso...— podrías estar produciendo demasiados picos de glucosa e insulina en sangre. El consumo excesivo de azúcar también contribuye a desarrollar resistencia a la insulina, lo que dificulta que las células utilicen la glucosa como fuente de energía y puede llevar a un aumento en la acumulación de grasa, especialmente en el abdomen.

A diferencia de los carbohidratos refinados y los azúcares añadidos, las grasas saludables —como las que se encuentran en el aguacate, los frutos secos, las semillas y el aceite de oliva—, no son los principales culpables del acúmulo de grasa en el cuerpo. De hecho, las grasas saludables son una parte esencial de la dieta equilibrada y pueden proporcionar sensación de saciedad, lo que ayuda a controlar el apetito y mantener un peso saludable. Además, estas grasas son importantes para la absorción de vitaminas liposolubles y mantener la salud de las membranas celulares y el sistema nervioso.

En primer lugar, forman parte de la estructura de las membranas, lo que proporciona estabilidad y permite que las células mantengan su forma. Además, ciertos tipos de grasas, como los ácidos grasos omega 3 y omega 6, son esenciales para la función cerebral y la transmisión de señales nerviosas. Ayudan a mantener la integridad de la mielina, una capa protectora alrededor de los nervios que facilita la conducción de los impulsos nerviosos.

Ya sabemos que el estrés crónico puede provocar un aumento en los niveles de cortisol. Sin embargo, lo que hasta ahora no sabías es que puede provocar el acúmulo de grasa, en especial en el abdomen. Cuando los niveles de cortisol aumentan debido al estrés crónico o a la falta de sueño, puede haber una serie de efectos como el estímulo del apetito y el aumento de la ingesta de alimentos ricos en calorías y carbohidratos. Además, aumenta la actividad de la enzima lipoproteína lipasa, responsable de almacenar la grasa en el tejido adiposo. El cortisol también puede influir en la distribución de la grasa y favorecer la acumulación en el área abdominal, donde la grasa visceral puede ser más perjudicial para la salud.

La grasa visceral que se encuentra alrededor de los órganos internos puede aumentar el riesgo de enfermedades cardiacas, diabetes tipo 2 y otras afecciones metabólicas, ya que produce más hormonas y sustancias químicas inflamatorias que son capaces de desencadenar procesos dañinos en el cuerpo. También puede interferir con la sensibilidad a la insulina, lo que, como veíamos, también te hará almacenar más grasa.

Cambios en el peso y el acumulo de grasa durante el ciclo

Durante el ciclo, como a lo mejor has observado, el peso y la distribución de la grasa pueden experimentar cambios debido a las fluctuaciones hormonales. Algunas mujeres sienten estos cambios más fuertes que otras, dado que la producción y el metabolismo hormonal varía de unas a otras. Veamos cómo son estos cambios en las distintas fases.

1. Fase menstrual (días 1-5)

Algunas mujeres pueden experimentar una ligera pérdida de peso debido a la merma de líquidos y de tejido endometrial durante la menstruación. Otras se hinchan tanto en la fase premenstrual que en esta sienten un gran alivio.

En general, pese a las molestias o el dolor que pueden sentir algunas mujeres, en esta fase solemos deshincharnos y eliminar los líquidos retenidos durante la fase premenstrual.

2. Fase folicular (días 6-14)

Es menos probable que retengas líquidos, lo que hará que el peso disminuya o se mantenga. Además, el apetito y las ganas de dulce suelen controlarse. Los antojos no son habituales, hay poca hinchazón y te notarás con energía.

Los estrógenos en equilibrio te ayudarán a gestionar bien el azúcar, y es una fase en la que todavía no hay necesidad de acumular grasa por si hubiera un embarazo, así que el cuerpo no está en modo ahorro. Podemos comer más carbohidratos que en la fase premenstrual porque somos más eficientes introduciendo azúcar en las células.

3. Fase ovulatoria (día 14)

Se producen moléculas inflamatorias para romper el folículo y que se libere el óvulo. Algunas mujeres pueden sentir molestias e inflamación en esta fase, lo que podría desregular el apetito. Si es tu caso, valora con un profesional qué está pasando con la inflamación en tu cuerpo. A veces, aumentar el consumo de ácidos grasos omega 3 te ayudará a resolver la inflamación, pero ¡te voy a dar un dato importante! El omega 3 que ingieras ahora tardará tres meses en incorporarse en tus células, así que es un beneficio a largo plazo.

Otras mujeres pueden experimentar una ligera retención de líquidos en la ovulación, lo que puede provocar un aumento temporal del peso. Suele haber buena sensación de energía, pocos antojos y un apetito moderado porque los niveles de estrógeno se mantienen altos y eso nos ayuda a gestionar mejor el azúcar.

4. Fase lútea (días 15-28)

Algunas mujeres experimentan retención de líquidos y más apetito debido a la progesterona, lo que puede provocar un ligero aumento de peso. La progesterona también puede estimular el almacenamiento de grasa, especialmente en el área abdominal.

Al ir bajando el estrógeno, otras mujeres experimentan síntomas premenstruales como antojos de alimentos ricos en carbohidratos y dulces, lo que puede contribuir al aumento temporal de peso. En esta fase gestionamos el azúcar mucho peor. Mi recomendación es empezar el día con pocos carbohidratos y muchas grasas y proteínas. Llevarás el día mucho mejor, sentirás menos hambre y menos ganas de dulce que si lo empiezas con un *bowl* de avena o un panqué de camote. Las recetas más dulces (aunque sean sanas) guárdalas para la fase preovulatoria, en la que podrás comer más dulce sin hacer tantos picos de azúcar.

Si en esta fase tus síntomas son demasiado fuertes, valora con un profesional cómo están tus niveles hormonales y tus vías de detoxificación, que es por donde se eliminan esas hormonas. A veces, tener un desequilibrio entre el estrógeno y la progesterona pueden hacer que en esta fase haya molestias, hinchazón, hambre o ganas de dulce y mucha alteración anímica. Si ese es tu caso, no lo normalices y habla con un profesional especializado en salud hormonal. Por mi experiencia en el consultorio, te diré que, salvo algunos casos, la mayoría de las veces estos síntomas llegan a mejorar mucho. Reducir los lácteos de vaca y el consumo de alcohol, y aumentar el ejercicio puede ayudar en esta fase.

Es importante tener en cuenta que estos cambios pueden variar de una mujer a otra. Además, otros factores como la alimentación, el ejercicio, el estilo de vida y las emociones también pueden influir en el peso y la acumulación de grasa durante el ciclo.

Menopausia

Uno de los aspectos más desafiantes de la menopausia para muchas mujeres es la redistribución de la grasa corporal, en concreto en el abdomen. Es muy frecuente que, cuando llega esta etapa, haya más dificultad para bajar de peso y que se acumule más grasa en esa zona. Esto es porque, en esta etapa de la vida, los niveles de estrógeno disminuyen significativamente —como ya viste, es una hormona clave en la regulación del metabolismo y la distribución de la grasa—, y eso puede provocar la acumulación de grasa, especialmente en el abdomen.

Además de la disminución de los niveles de estrógeno, durante la menopausia también se pueden experimentar cambios en hormonas como la insulina y el cortisol, que contribuyen al aumento de peso y al acúmulo de grasa.

Por desgracia, esto es así. A las mujeres que vienen a mi consultorio siempre les digo que en este tema hay que ser muy gastadora, no ahorradora. Cuando empezamos a acercarnos a la menopausia, tenemos que convertirnos en leonas en continuo movimiento. Como me dijo una vez un profesor: «Si no nos movemos, nos convertimos en cactus, una planta que no se mueve y que, todo lo que le llega, se lo queda». Quiero que guardes en la memoria esa imagen porque es muy importante que entiendas que te tienes que mover mucho. El movimiento forma parte de nuestra naturaleza. Cuanto más te mueves, más gastas y más músculo tienes, y cuanto más músculo, más gastas y mejor te encuentras.

Además del movimiento, necesitas tener estables los niveles de insulina y glucosa en sangre. Como ya viste, el descenso de estrógeno te hace gestionar un poquito peor este tema, así que es importante que tus platos tengan poco azúcar y bastantes grasas y proteínas que te den sensación de saciedad y ayuden a que tus niveles de azúcar en la sangre se mantengan estables. En el apartado «Alimentación» encontrarás algunas recetas que pueden ayudarte.

Durante la menopausia, presta atención al estrés. El estrés crónico puede favorecer el aumento de peso y al acúmulo de grasa, y la disminución de los niveles de estrógeno contribuyen a una mayor susceptibilidad al estrés y una respuesta más intensa. Recuerda que el estrógeno tiene efectos en el cerebro que afectan el estado de ánimo y la respuesta al estrés, de manera que su disminución puede alterar los neurotransmisores y las vías neuronales relacionadas con su manejo, lo que puede hacer que las mujeres sean más propensas a experimentar ansiedad y depresión en situaciones estresantes.

El estrógeno también influye en la regulación del cortisol, la hormona del estrés. Cuando los niveles de estrógeno disminuyen durante la menopausia, puede darse una respuesta hormonal al estrés alterada y acabar con niveles más altos de cortisol y una respuesta de estrés amplificada.

Los síntomas físicos y emocionales asociados con la menopausia —como los sofocos, los cambios de humor, los problemas para dormir y los cambios en la libido—, pueden aumentar la sensación de estrés en las mujeres. Y, a su vez, este empeora los síntomas, así que estamos ante el pez que se muerde la cola.

El sueño también juega un papel crucial en la regulación de las hormonas y el metabolismo. Dormir lo suficiente cada noche te ayudará a mantener un peso saludable y reducirá el riesgo de acumulación de grasa durante la menopausia, como ya viste en el capítulo 1 «El sueño».

Por si te perdiste en algún punto, incluyo aquí un breve resumen que te ayudará a tener claros los aspectos que evitarán que acumules grasa:

- Muévete.
- Descansa bien.
- Modula el estrés.
- Mantén estables los niveles de azúcar.

- Come grasas saludables.
- No comas muchas veces al día.
- Sé más gastadora que ahorradora.

Alimentación

En este capítulo viste cómo los desequilibrios hormonales y las elecciones de alimentos pueden influir en la forma en que el cuerpo almacena la grasa. Ahora ha llegado el momento de ponerlo en práctica a través de la alimentación. Las recetas que encontrarás en este apartado están diseñadas para ayudarte a equilibrar tus hormonas, aumentar tu energía y promover la pérdida de grasa comiendo rico y saludable.

Como ya sabes, las grasas saludables son esenciales para la producción hormonal, en especial de las hormonas clave para la regulación del metabolismo y el bienestar emocional. Por otro lado, las proteínas de calidad no solo ayudan a mantener y a desarrollar masa muscular, sino que también son fundamentales para la estabilidad de los niveles de azúcar en sangre y la sensación de saciedad. Al reducir los carbohidratos refinados, se minimizan los picos de insulina que pueden llevar al almacenamiento excesivo de grasa, en concreto en la zona abdominal.

Además, he incluido algunas recetas dulces bajas en carbohidratos: se preparan con almidones —presentes en algunos tubérculos como la calabaza o el camote— que aportan un sabor dulce a los platos, mezclados con grasas que no disparan los niveles de azúcar en sangre, para que puedas darte un capricho sin comprometer tus objetivos hormonales. También encontrarás recetas ricas en ácidos grasos omega 3, esenciales para reducir la inflamación, mejorar la función cognitiva y favorecer la salud cardiovascular y hormonal.

Este enfoque no solo te ayudará a controlar el peso, sino que te brindará herramientas para mantener tus hormonas equilibradas en cada etapa de la vida y en cada momento del ciclo.

Recetas

Crackers de almendras y chía

Ingredientes

- 1 taza de almendras molidas
- 1 taza de chía molida
- 2 huevos
- Sal y especias al gusto

Elaboración

1. Mezcla todos los ingredientes en un procesador de alimentos y aplasta la masa resultante en un papel de horno como si quisieras hacer una base de *pizza*.
2. Marca los cuadraditos con un cuchillo antes de meterla en el horno.
3. Hornéala unos 15 minutos a 180 °C o hasta que estén listas.

Panqué de calabaza y almendras

Ingredientes

- 100 g de almendras molidas
- 100 g de harina de trigo sarraceno
- ½ calabaza asada
- 3 huevos
- 6 cucharadas de yogur de coco
- 4 cucharadas de harina de algarroba
- Crema de cacahuate (opcional)
- ½ tableta de chocolate con el 85% de cacao como mínimo (opcional)

Elaboración

1. Mezcla todos los ingredientes en una trituradora de alimentos.

2. Introduce la masa en un molde para hornear panqué.

3. Precalienta el horno a 180° y hornea unos 40 minutos o hasta que la piques con un cuchillo y salga limpio.

4. Una vez tengas tu panqué, puedes cubrirlo con chocolate fundido al baño maría. En ese caso, cuando le añadas el chocolate, enfríalo en el refrigerador para que se endurezca la cobertura.

Pan de semillas y calabaza sin cereales

Ingredientes

- 1 vaso de linaza
- 1 vaso de pipas de girasol
- ½ vaso de harina de coco
- ½ calabaza mediana asada o 1 pequeña
- 2 huevos
- Sal
- 1 cucharada de AOEV

Elaboración

1. Tritura las semillas, añade el resto de los ingredientes y tritúralo todo junto.
2. Pon la masa en un molde de panqué y hornéalo a 180 °C unos 45 minutos, hasta que quede bien hecho (al picarlo con un cuchillo, sale limpio).

Salmón al horno con brócoli al vapor y mayonesa de aguacate

Ingredientes

Para el pescado al horno con brócoli al vapor

- 2 filetes de salmón

- Sal y pimienta al gusto
- Jugo de limón
- AOEV
- Brócoli fresco

Para la mayonesa de aguacate

- ½ aguacate
- jugo de ½ limón
- 1 cucharada de AOEV
- sal y pimienta al gusto

Elaboración

Para el pescado al horno con brócoli al vapor

1. Precalienta el horno a 200 °C y sazona los filetes de pescado con sal, pimienta y jugo de limón.
2. Luego, pon los filetes en una bandeja de horno ligeramente aceitada y hornéalos durante unos 15-20 minutos o hasta que el pescado esté cocido y se desmenuce con un tenedor.
3. Mientras tanto, cocina el brócoli al vapor hasta que esté tierno, pero aún crujiente.

Para la mayonesa de aguacate

1. Bate el aguacate en un *bowl*, añade el AOEV y el jugo de limón, y salpimenta. Mezcla hasta obtener una consistencia suave y cremosa.

Acabado

1. Sirve el pescado acompañado por el brócoli al vapor y la mayonesa.

Pechuga de pollo con espárragos a la plancha y salsa de yogur de coco con lima y cilantro

Ingredientes

Para la pechuga de pollo con espárragos a la plancha

- 2 pechugas
- Sal y pimienta al gusto
- Jugo de limón
- 1 manojo de espárragos
- AOEV

Para la salsa de yogur de coco, lima y cilantro

- 1 taza de yogur de coco
- 1 lima (jugo y ralladura)
- 2 cucharadas de cilantro fresco, picado
- Un chorrito de AOEV
- Sal y pimienta al gusto

Elaboración

Para la pechuga de pollo con espárragos a la plancha

1. Sazona las pechugas con sal, pimienta y un poco de jugo de limón.

2. Calienta un sartén grande a fuego medio–alto con un poco de AOEV y cocina las pechugas unos 6-7 minutos por cada lado, hasta que se doren.

3. Mientras tanto, lava y corta el extremo duro de los espárragos.

4. En otro sartén a fuego medio–alto con un poco de AOEV, cocina los espárragos unos 5-7 minutos, dándoles la vuelta, hasta que estén tiernos y ligeramente dorados.

Para la salsa de yogur de coco, lima y cilantro

1. Prepara la salsa con el yogur de coco, la lima y el cilantro.

2. Añade el AOEV y salpimenta al gusto.

Acabado

1. Sirve las pechugas de pollo acompañadas por los espárragos a la plancha y la salsa de yogur de coco con lima y cilantro encima.

Pavo guisado con pimiento morrón, puerro y calabacita en salsa de soya y mostaza

Ingredientes

Para el pavo guisado con pimiento morrón, puerro y calabacita

- 500 g de pechuga de pavo, cortada en cuadros
- Sal y pimienta al gusto

- AOEV
- 1 pimiento morrón rojo, cortado en tiras
- 1 pimiento morrón verde, cortado en tiras
- 1 puerro, cortado en rodajas
- 1 calabacita, cortada en cuadros

Para la salsa de soya y mostaza

- 3 cucharadas de salsa de soya
- 1 cucharada de mostaza Dijon

Elaboración

Para el pavo guisado con pimiento morrón, puerro y calabacita

1. Corta el pavo en trozos pequeños y salpiméntalo.
2. Calienta un poco de AOEV en una olla grande a fuego medio-alto y añade el pavo hasta que se dore por todos los lados.
3. Mientras tanto, corta el pimiento morrón, el puerro y la calabacita en trozos pequeños.
4. Una vez dorado el pavo, añade las verduras al sartén y cocínalas hasta que estén tiernas.

Para la salsa de soya y mostaza

1. Mezcla salsa de soya y la mostaza en un *bowl* pequeño y viértela sobre el pavo y las verduras.

Acabado

1. Reduce el fuego a medio-bajo, tapa el sartén y deja guisar todo durante unos 20 minutos, removiendo de

vez en cuando, hasta que el pavo esté cocido y los sabores se hayan mezclado bien.

2. Sirve el pavo guisado caliente.

Suplementación

Aunque no soy muy fan de los suplementos para controlar el peso, creo que algunos nos pueden ayudar de forma puntual. Por supuesto, debes tener claro que el peso es un valor que no hay que tener como referencia, ya que la mayoría de las veces es más una cuestión de inflamación que de peso. Lo importante es sentir que el cuerpo responde al movimiento que haces y a lo que ingieres.

No es el número que marca la báscula porque, de hecho, muchas veces, cuando empiezas a hacer ejercicio y comer bien, debido a la ganancia muscular, puedes pesar más que al principio, pero sentirte mucho mejor. Algunos de los suplementos, además de ayudarte con la sensación de apetito o de gestión del azúcar, te favorecerá de manera indirecta, ya sea modulando el estrés o ayudándote a dormir mejor. Dicho esto, veamos algunos suplementos que te pueden ayudar.

Ashwagandha (Withania somnifera)

Esta hierba adaptógena, reduce los niveles de cortisol y el estrés, lo que puede prevenir el acúmulo de grasa abdominal.

Berberina

Esta sustancia química mejora la sensibilidad a la insulina y regula el metabolismo de la glucosa, lo que puede favorecer la pérdida de peso y la reducción del acúmulo de grasa.

Canela de Ceylán *(Cinnamomum verum)*

Esta especia ayuda a regular los niveles de azúcar en sangre y mejora la sensibilidad a la insulina, lo que puede contribuir a la pérdida de peso y la reducción de grasa corporal.

Picolinato de cromo

Este mineral mejora la acción de la insulina y puede reducir los antojos de carbohidratos y azúcares.

Vitamina D

Sus niveles adecuados se relacionan con un peso corporal saludable y pueden mejorar la sensibilidad a la insulina.

7

LA TERMORREGULACIÓN Y LA TEMPERATURA

En este capítulo voy a tratar un problema que afecta a muchas mujeres: el frío. La sensación de frío constante puede estar relacionada con diversos desequilibrios hormonales que afectan la capacidad del cuerpo para fabricar y sentir calor. En las próximas páginas intentaré identificar y tratar la causa o causas subyacentes de este síntoma para mejorar esta condición y te mostraré varias estrategias que puedes poner en práctica para sentirte más fuerte y no sufrir en invierno o tener que ir con mil capas de ropa por la vida.

Caso clínico. Recuperando el control de la temperatura corporal

Lucía, una mujer de cuarenta y siete años, llegó a mi consultorio preocupada por su sensación de frío constante, sofocos y sudores nocturnos. Durante los últimos meses había experimentado problemas significativos con la termorregulación y las hormonas, lo que afectaba tanto su calidad de vida como su descanso. Las hormonas de sus análisis indicaban que estaba en la perimenopausia y que tenía una ligera alteración en la tiroides. No estaba muy alta, pero sí lo suficiente para alterar su capacidad de termorregulación.

Tras realizar cambios en la dieta y añadir algunos suplementos específicos para sus hormonas y la tiroides, Lucía experimentó una mejora significativa: los sofocos y los sudores nocturnos se volvieron menos frecuentes e intensos, y su calidad de sueño mejoró bastante. Además, notó una sensación general de energía y felicidad.

El caso de Lucía muestra la importancia de ir a la causa del problema si queremos mejorar la salud hormonal. La clave está en entender cómo se conectan las hormonas y el resto de los sistemas. Si solucionas el origen del problema, el cuerpo responde y la mejora de la salud es espectacular.

¿Por qué siempre tengo frío?

La termorregulación es el proceso mediante el cual el cuerpo mantiene la temperatura interna dentro de un rango saludable. Para ello, utiliza un sistema complejo que le permite regular la temperatura cuyos principales actores son el hipotálamo, el sistema nervioso y las hormonas.

Antes de hablar de hormonas, voy a hacer una reflexión que me parece imprescindible. Hoy en día, gracias a la calefacción —que es maravillosa—, podemos vivir en nuestro hogar con una temperatura agradable. El problema es que, a veces, esa «temperatura agradable» es demasiado alta. Es grata, pero el cuerpo se acostumbra a no tener que producir calor, y esto impacta en la salud porque, cuando tiene que producirlo de verdad, no sabe hacerlo. Lo que ha sucedido es que el cuerpo se ha acomodado y prefiere que subas el termostato a 23 °C. Con esto no quiero decir que apagues la calefacción en invierno, pero sí que compruebes si usas manga corta por casa en pleno enero. Si es así, quizá bajarla unos grados y ponerte otra capa de ropa sería perfecto. Además, hay hormonas, como la melatonina, que funcionan mejor a temperaturas bajas.

Lo mismo sucede con el aire acondicionado. Lo importante es dejar que el cuerpo sepa aliviar el calor, no darle frío externo todo el tiempo. Más adelante te mostraré más estrategias para entrenar al cuerpo a termorregular, pero quédate con este mensaje de fácil solución que te ayudará mucho.

Volvamos ahora a nuestras queridas hormonas. Como ya notaste en el caso clínico, las hormonas tiroideas, juegan un papel crucial en la regulación del metabolismo y la producción de calor. Cuando el sistema no funciona bien, puedes tener una sensación persistente de frío. La glándula tiroides se encarga de repartir la energía en las células, así que podrás imaginar que, si esta glándula no funciona bien, muchos procesos vitales se verán afectados. A veces es difícil conocer el motivo. Los rangos de laboratorio a la hora de diagnosticar hipotiroidismo —que no hipertiroidismo, en este caso— son bastante laxos.

Para que lo entiendas, a la hora de buscar un embarazo, en las clínicas no suelen querer que tengas la TSH arriba de 2.5. Sin embargo, para diagnosticar un hipotiroidismo, esa TSH tiene que estar arriba de 4.5. Con esto quiero decir que, si tu TSH está por arriba de 2.5 y sientes mucho frío todo el tiempo, podría ser por este motivo, por mucho que te digan que tu tiroides está bien. Si fuera el caso, ponte en contacto con un profesional que te ayude a mejorar ese nivel de TSH. Muchas veces, al implementar cambios de alimentación, hábitos de vida y suplementación específica para la tiroides se mejora

Hablando de alimentación, también habría que revisar cómo estás comiendo y cuánto músculo tienes. Siempre les digo a mis pacientes que, para producir calor y estar fuertes, tienen que comer como vikingas. Quédate con esta imagen, quizá te ayude.

Lo primero es comer bien. Si sientes frío, estás muy delgada y tienes poco músculo, deberás hacer cambios. El músculo ayuda a producir calor, y comer adecuadamente también. En este caso, la proteína de calidad combinada con un buen entrenamiento de fuerza te ayudará mucho, pero, además, es importante que introduzcas grasas de calidad, como pescado azul, huevos, aguacates y frutos secos.

Los carbohidratos también influyen, sobre todo si no te baja la regla porque tienes un peso bajo. En ese caso, lo normal es que sientas frío, ya que la amenorrea por bajo peso se asocia a unos niveles de grasa en el cuerpo muy bajos y porque las hormonas del ciclo ayudan a termorregular. De hecho, durante la segunda fase del ciclo hay niveles más altos de temperatura porque la progesterona que se produce después de la ovulación es termogénica —produce calor—. Por eso las mujeres que elaboran gráficas de temperatura para comprobar el ciclo menstrual ven que, si han ovulado, la temperatura sube. Así que, si tienes amenorrea y poca grasa corporal, te recomiendo que intentes subirla. Lo ideal sería que un profesional de la salud hormonal te ayudara a comer mejor mientras un entrenador se ocupa de subir tu masa muscular.

Para las mujeres, tener músculo es muy importante de cara a la menopausia, pero también para muchas otras funciones, como producir calor. Tienes que comer y estar fuerte como una vikinga. No voy a hablarte de cantidades de proteína, lo odio, ya que varía mucho de una mujer a otra, e incluso en la misma persona dependerá de la actividad que haga ese día. Lo que sí te digo es que esa fórmula de 0.8 g de proteína/kg que recomienda la OMS se queda un poco corta. Como mínimo, tendrías que tener 1.2 g/kg, pero mi recomendación es que sea más alta y que la combines con más ejercicio.

El ciclo y la termorregulación

Volvamos a las hormonas. Como ya viste, la progesterona proporciona calor, pero solo se produce en cantidades adecuadas si ovulas. Así que de aquí vamos a sacar otra conclusión: si no ovulas, no hay progesterona, y, si no hay progesterona, no hay calor.

Otra situación en la que las mujeres no ovulan sería si padecen ovario poliquístico. Con el SOP, las mujeres tienen ciclos irregulares. El problema de base es que les cuesta ovular, así que en este caso deberíamos resolver eso primero, la ovulación irregular. Si el motivo es un problema metabólico, una alimentación adecuada sumada al ejercicio físico hará que los ciclos empiecen a ser más regulares y que la sensación térmica sea mucho más acorde a la temperatura real. Veamos qué ocurre en las diferentes fases:

1. Fase menstrual (días 1-5)

Al inicio del ciclo, los niveles de estrógeno y progesterona son bajos, y, debido a esta baja concentración de hormonas, la temperatura basal del cuerpo (TBC) suele estar en su punto más bajo.

2. Fase folicular (días 6-14)

El estrógeno comienza a aumentar, lo que estimula el crecimiento del revestimiento uterino. La TBC se mantiene relativamente baja, lo que refleja la preparación del cuerpo para la ovulación. Todavía no se nota un ascenso porque ni has ovulado ni hay producción de progesterona por parte del cuerpo lúteo.

3. Fase ovulatoria (día 14)

Un pico en LH desencadena la liberación del óvulo. Justo después, la TBC se incrementa de forma notable, entre 0.3 y 0.5 °C, debido al aumento de la progesterona.

4. Fase lútea (días 15-28)

La progesterona es la hormona predominante, producida por el cuerpo lúteo. La TBC se mantiene elevada, por lo general hasta el final del ciclo. Si no se produce la implantación, los niveles de progesterona caen y la temperatura desciende, lo que prepara al cuerpo para el próximo ciclo. Si hay embarazo, la temperatura basal se mantiene elevada.

Aplicaciones prácticas

Monitoreo de la temperatura basal del cuerpo

Ahora que ya sabes por qué sube la temperatura, veamos qué utilidad podemos sacarle a esa información. Algo muy útil e interesante que puedes hacer es medirte la temperatura corporal durante el ciclo. Siempre digo que, en algún momento de la vida, independientemente de que haya una búsqueda de embarazo, esto tendría que ser sagrado para las mujeres. ¿Por qué es tan importante? Porque nos aporta información muy valiosa sobre el ciclo.

El monitoreo de la TBC es una herramienta con la que cuentas para comprender mejor el ciclo menstrual y la influencia de las hormonas en la termorregulación. Este método es especialmente útil para la planificación

156

familiar natural, pero también para identificar posibles desequilibrios hormonales. ¿Cómo se mide la TBC?

- Utiliza un termómetro basal que mida en décimas de grado.
- Mide la TBC cada mañana a la misma hora, antes de levantarte de la cama o de realizar cualquier actividad.
- Registra la temperatura en una gráfica diaria para observar las variaciones a lo largo del ciclo.

INTERPRETACIÓN DE LOS DATOS

- Una TBC baja durante la fase folicular y alta tras la ovulación indica que todo va bien.
- La falta del aumento de la TBC puede señalar problemas de ovulación o en la fase lútea.

BENEFICIOS

- Ayuda a identificar los días fértiles para maximizar las posibilidades de concepción o evitar el embarazo.
- Permite detectar desequilibrios hormonales que pueden afectar la salud general.
- Proporciona una comprensión más profunda del cuerpo y de los ciclos menstruales.

A veces es difícil saber si estamos ovulando bien. En el mercado puedes encontrar tiras de ovulación que identifican el pico de LH. Sin embargo, algunas mujeres no llegan a ver esa tira positiva y otras, por problemas como el SOP, que cursa con niveles altos de LH, pueden ver la tira positiva cuando no están ovulando. Tienes la posibilidad de utilizar estas tiras junto a las gráficas de temperatura.

El moco cervical

Otra forma de saber si estás ovulando es observar el moco cervical, una sustancia producida por las glándulas del cérvix que juega un papel crucial en la fertilidad femenina. Sus características cambian a lo largo del ciclo debido a las fluctuaciones hormonales, así que aprender a observar y entender estos cambios puede proporcionarte información valiosa sobre tu salud general, tu salud reproductiva y los días fértiles.

Vamos a ver esos cambios, pero ten en cuenta que no funciona en todas las mujeres, ya que algunas no detectan bien el moco, pero eso no quiere decir que haya un problema.

- **Fase menstrual.** El moco es prácticamente inexistente o no puede observarse debido al flujo menstrual.
- **Fase folicular.** Al inicio, el moco puede ser escaso, espeso y pegajoso. A medida que aumentan los niveles de estrógeno, se vuelve más abundante, húmedo y cremoso.
- **Fase ovulatoria.** Justo antes y durante la ovulación, el moco se vuelve muy abundante, claro, elástico y resbaladizo, similar a la clara de huevo cruda. Esta textura es ideal para la movilidad y supervivencia de los espermatozoides, lo que facilita la fertilización.
- **Fase lútea.** Tras la ovulación, el moco se vuelve más espeso y pegajoso, y se reduce su cantidad. Puede ser opaco y menos favorable para los espermatozoides. En los

días previos a la menstruación, puede ser escaso o desaparecer.

Cómo detectar y registrar el moco cervical

Aprender a observar y registrar los cambios en el moco es una habilidad clave para entender mejor el ciclo. Tendrás que practicar para ir detectando esos cambios, pero te aseguro que en nada sabrás hacerlo a la perfección:

- Realiza observaciones diarias, preferentemente a la misma hora.
- Antes de orinar, limpia cuidadosamente el área vaginal con papel higiénico.
- Observa el papel en busca de moco cervical.
- También puedes insertar un dedo limpio en la vagina y examinar el moco recogido.

CARACTERÍSTICAS QUE HAY QUE OBSERVAR

- **Cantidad.** ¿Es escaso o abundante?
- **Color.** ¿Es claro, blanco, opaco o amarillento?
- **Consistencia.** ¿Es seco, pegajoso, cremoso, acuoso o elástico?

REGISTRO DEL MOCO CERVICAL

Utiliza una gráfica o un diario para anotar las características diarias del moco. Puedes usar símbolos o descripciones para facilitar el registro (E para elástico, C para cremoso, etcétera). Cuando pase un ciclo completo, comenzarás a identificar patrones que coinciden con las cuatro fases.

INTERPRETACIÓN DE LOS DATOS

- **Días fértiles.** El moco claro, elástico y resbaladizo indica los días más fértiles del ciclo.
- **Días infértiles.** El moco espeso, pegajoso o su ausencia indica días menos fértiles o infértiles.

Monitorear el moco cervical ofrece muchos beneficios a la salud reproductiva y a la planificación familiar, ya que permite identificar los días fértiles, lo que aumenta la posibilidad de concepción, o ayuda a evitar el embarazo. También te servirá para intuir si hay algún problema de salud: si hay cambios inusuales en el moco, quizá indique algún problema, como infecciones vaginales, desequilibrios hormonales o trastornos ovulatorios. Por último, proporciona una comprensión más profunda del ciclo menstrual y de la salud reproductiva.

Menopausia

Durante esta fase de la vida, las mujeres dejamos de ovular, por lo que se detiene la producción de progesterona por el cuerpo lúteo. Aunque los sofocos son comunes, las hay que experimentan sensación general de frío. En este caso, volver a ovular es imposible porque la reserva ovárica se ha agotado. Sin embargo, la estrategia de la que hablamos sobre la amenorrea de ganar fuerza muscular será clave. La diferencia estriba en que, durante la menopausia, nos volvemos más ahorradoras, de manera que no consiste en comer muchísimo, sino en ganar mucha fuerza muscular para gastar mucho. Tener más músculo hará que gastes más y produzcas más calor, así que matarás dos pájaros de un tiro.

Para ello, te recomiendo que comas mucha proteína y verdura, y grasas de calidad. No digo que no comas carbo-

160

hidratos, ni mucho menos, pero lo que suelo ver en la consulta es que se come menos proteína de la que se debería. No tengas miedo a desayunar huevos con jamón. Mete proteína en la comida y en la cena y reduce ese pan que no te aporta nada, salvo que no consigas reducir el peso. A la hora de introducir los carbohidratos, decántate por el camote, la calabaza, la papa y la zanahoria, y que sean como guarnición, no el alimento principal. Si introduces estos cambios, te sentirás llena de fuerza, vitalidad, calor y con un mejor estado de ánimo.

Por último, la fatiga suprarrenal puede contribuir a la sensación de frío. Las glándulas suprarrenales se encuentran justo encima de los riñones y, aunque son pequeñas, tienen un papel crucial para regular muchas de las funciones del cuerpo, incluida la temperatura. Estas glándulas producen varias hormonas esenciales, como el cortisol, la adrenalina y la aldosterona, hormonas que ayudan a controlar el metabolismo, la respuesta al estrés y el equilibrio de sal y agua en el cuerpo. Cuando te estresas o te encuentras en una situación de emergencia, las glándulas suprarrenales liberan adrenalina, la hormona que prepara al cuerpo para reaccionar rápidamente, lo que se conoce como la respuesta de «lucha o huida». Uno de los efectos de la adrenalina es aumentar el ritmo cardiaco y dilatar los vasos sanguíneos en los músculos, lo que puede generar sensación de calor y, en consecuencia, elevar la temperatura corporal.

El cortisol, otra hormona producida por las glándulas suprarrenales, también juega un papel importante en la regulación de la temperatura corporal. Ayuda a manejar el estrés y la inflamación, y sus niveles cambian a lo largo del día. Por lo general, sus niveles son más altos por la mañana, lo que ayuda a aumentar la energía y la temperatura corporal por la mañana. De noche disminuyen, lo que hace que la temperatura baje y el cuerpo se prepare para el descanso.

La *fatiga suprarrenal* es un término que se usa para describir una situación en la que las glándulas suprarrenales están desgastadas debido a un estrés crónico prolongado, aunque no es una condición médica reconocida, como la insuficiencia suprarrenal. Sin embargo, las personas que experimentan esta fatiga reportan síntomas como cansancio extremo, baja energía y, a menudo, sensación de frío. Esto se debe a que las glándulas suprarrenales no están produciendo las cantidades adecuadas de hormonas necesarias para mantener el equilibrio energético y térmico del cuerpo porque están agotadas. Para asegurarte de que las glándulas suprarrenales funcionan bien y regulan la temperatura corporal, es importante que lleves un estilo de vida saludable. Esto incluye una alimentación equilibrada, ejercicio regular, suficiente descanso, técnicas de manejo del estrés como la meditación o el yoga y algún suplemento específico que quizá te ayude.

Alimentación

Como ya viste, la termorregulación puede verse alterada por muchas razones. Por eso, resolver la causa de fondo es crucial para que empieces a encontrarte mejor. Pero, mientras lo resuelves, puedes consumir alimentos que aumentan la producción de calor, como la cúrcuma, el jengibre, la canela y algún picante, que te ayudarán a aumentar la temperatura corporal. Por ejemplo, empieza el día tomando un café con canela de Ceylán o una infusión de cúrcuma y jengibre.

Además, como querrás tener más músculo y grasa marrón que te dé calor, lo mejor es que consumas alimentos altos en grasa y proteína de calidad. Aquí encontrarás algunas ideas de platos que combinan la grasa y proteína con alimentos termogénicos.

Recetas

Tortitas de calabaza con jengibre y canela

Ingredientes

- 1 taza de harina de trigo sarraceno
- ½ taza de almendras molidas
- 1 cucharadita de canela en polvo
- 1 cucharadita de polvo de hornear
- ¼ de cucharadita de sal
- 2 huevos
- 1 taza de bebida de almendras sin azúcar
- 1 taza de puré de calabaza asada
- 1 cucharada de jengibre fresco, rallado
- 2 cucharadas de aceite de coco (para cocinar)

Elaboración

1. En un tazón grande, mezcla la harina de trigo sarraceno, las almendras, la canela, el polvo de hornear y la sal.

2. En otro tazón, bate los huevos y añade la bebida de almendras, el puré de calabaza asada y el jengibre rallado. Mezcla bien hasta que los ingredientes queden bien integrados.

3. Combina los ingredientes húmedos con los secos y mézclalos hasta obtener una masa homogénea. Si te

queda muy espesa, añade más bebida de almendras hasta que obtengas la consistencia deseada.

4. Calienta un sartén grande a fuego medio y añade 1 cucharada de aceite de coco.

5. Vierte porciones de la masa en el sartén caliente, formando tortitas del tamaño deseado.

6. Cocina las tortitas hasta que estén doradas y cocidas por dentro.

7. Repite el proceso con el resto de la masa, y añade más aceite de coco si es necesario.

Pollo guisado con leche de coco, cúrcuma y chile picante

Ingredientes

- 2 cucharadas de aceite de coco
- Sal y pimienta al gusto
- 4 muslos de pollo sin piel
- 1 cebolla mediana, picada
- 3 dientes de ajo, picados
- 1 chile rojo picante (como el jalapeño), picado
- 1 cucharada de cúrcuma en polvo
- 1 cucharadita de comino en polvo
- 1 pimiento morrón rojo, cortado en tiras
- 1 zanahoria, cortada en rodajas
- 1 calabacita, cortada en rodajas
- 400 ml de leche de coco

- 1 taza de caldo de pollo
- Jugo de 1 limón
- Cilantro fresco picado, para decorar

Elaboración

1. Calienta el aceite de coco en una olla grande a fuego medio-alto.
2. Salpimenta los muslos y dóralos en la olla por ambos lados. Retira el pollo y reserva.
3. En la misma olla, añade la cebolla, el ajo y el chile picante. Sofríe hasta que la cebolla esté bien hecha.
4. Añade la cúrcuma y el comino, y cocina 1 minuto sin dejar de remover.
5. Vuelve a meter los muslos en la olla y añade el pimiento morrón rojo, la zanahoria y la calabacita. Mezcla bien todos los ingredientes.
6. Vierte encima la leche de coco y el caldo de pollo. Lleva a ebullición, reduce el fuego y cocina a fuego lento durante 30-40 minutos o hasta que el pollo esté cocido y las verduras, tiernas.
7. Ajusta la sazón con sal, pimienta y el jugo de limón.
8. Sirve el pollo guisado caliente, espolvoreado con cilantro.

Galletas de camote asado y jengibre con harina de coco y nuez de la India

Ingredientes

- 1 taza de puré de camote asado
- ¼ de taza de aceite de coco, derretido
- 1 huevo
- 2 cucharaditas de jengibre fresco, rallado
- 1 cucharadita de extracto de vainilla
- 1 taza de harina de coco
- ½ taza de nuez de la India molida
- 1 cucharadita de canela en polvo
- ½ cucharadita de nuez moscada
- ½ cucharadita de bicarbonato de sodio
- ¼ de cucharadita de sal

Elaboración

1. Precalienta el horno a 180 °C y forra una bandeja con papel vegetal.
2. En un tazón grande, mezcla el puré de camote, el aceite de coco, el huevo, el jengibre rallado y el extracto de vainilla. Remueve hasta que obtengas una masa homogénea.
3. En otro tazón, mezcla la harina de coco, la nuez de la India molida, la canela, la nuez moscada, el bicarbonato de sodio y la sal.

4. Añade los ingredientes secos a los húmedos y mezcla hasta que se integren. La masa debe ser ligeramente pegajosa pero manejable.

5. Con una cuchara, toma porciones de masa y forma bolitas. Colócalas en la bandeja del horno y aplánalas ligeramente con los dedos o con la parte posterior de una cuchara.

6. Hornéalas durante 12-15 minutos o hasta que los bordes de las galletas estén dorados.

7. Déjalas enfriar en la bandeja durante unos minutos antes de transferirlas a una rejilla para que se enfríen completamente.

Suplementación

Como ya viste, la termorregulación del cuerpo puede verse alterada por varios factores. En este apartado voy a presentarte algunos suplementos naturales que te ayudarán a aumentar la sensación de calor en el cuerpo.

Ashwagandha (Withania somnifera)

Este adaptógeno puede mejorar la función suprarrenal y la respuesta al estrés. En caso de amenorrea, aporta calma al sistema mientras recuperas la menstruación. Si estás en la menopausia, reducirá los sofocos. Y si tu problema es el estrés, antes de llegar a una fatiga adrenal por agotamiento de las glándulas, tómala mientras cambias de forma de vida, ya que, si sigues como hasta ahora, por mucha *ashwagandha* que tomes, tu salud se deteriorará.

Ácidos grasos omega 3

Estos ácidos, presentes en los pescados grasos, las nueces y la linaza, pueden regular la función celular y mejorar la circulación, lo que favorece la termorregulación.

Berberina

Si tienes mucha resistencia a la insulina, este alcaloide —que se utiliza como sustituto de la metformina— te ayudará a regular los niveles de azúcar en sangre. La canela de Ceylán y el picolinato de cromo también te pueden ayudar.

Cúrcuma (Curcuma longa)

Su componente activo, la curcumina, tiene propiedades antiinflamatorias y puede mejorar la circulación sanguínea, lo que ayuda a regular la temperatura corporal.

Ginseng asiático (Panax ginseng)

Puede regular la temperatura corporal y mejorar la capacidad del cuerpo para adaptarse a las temperaturas frías y calientes.

Hierba de San Juan (Hypericum perforatum)

Aunque es más conocida por sus efectos sobre el estado de ánimo, esta hierba puede tener un impacto positivo en la regulación de la temperatura corporal, en especial si sufres sudores nocturnos.

Inositol

Si padeces ovarios poliquísticos con una alteración metabólica, este nutriente de la vitamina B mejorará la ovulación. En el mercado lo encontrarás solo o con otros micronutrientes, como el ácido fólico y la vitamina D. Recuerda que, en este caso, la alimentación y el ejercicio serán fundamentales.

Jengibre *(Zingiber officinale)*

Tiene propiedades termogénicas, lo que significa que puede aumentar la temperatura corporal y mejorar la circulación sanguínea.

Pimienta de Cayena *(Capsicum annuum)*

Contiene capsaicina, con efecto termogénico, y ayuda a aumentar la temperatura corporal.

Té verde

Contiene catequinas y cafeína, que aceleran el metabolismo y, en consecuencia, aumentan la producción de calor en el cuerpo.

8

EL HAMBRE

El hambre es uno de los motivos más frecuentes de desesperación en mi consultorio: «¿Por qué tengo hambre a todas horas?». «¿Por qué no me sacio?» «¿Por qué días antes de la regla me quiero comer el refrigerador completo?». Estas preguntas son habituales. El hambre nos preocupa y nos ocupa gran parte del día. En este capítulo te explicaré cómo funciona el hambre, qué hormonas la activan o la apagan, qué hábitos la empeoran y, por supuesto, cómo comer para que no se adueñe de tu vida.

Caso clínico. Controlando el hambre

Isabel, una mujer de treinta y nueve años, llegó a mi consultorio preocupada por sus constantes antojos y una sensación de hambre incontrolable. Había experimentado un aumento de apetito general, pero sobre todo por la tarde, y de alimentos poco saludables.

Hasta ese momento nunca le había pasado. Solía tener más hambre antes de la regla, pero ya le pasaba durante todo el ciclo, y sentía un cansancio muy grande. Comprobamos las hormonas y los valores de insulina y glucosa en la sangre, y me di cuenta de que su metabolismo del azúcar estaba un poco alterado por el aumento del estrés de los últimos años.

Le recomendé cambios en el estilo de vida y empezamos el día con desayunos altos en grasas y proteínas. Además, incluí el movimiento, y poco a poco fue capaz de incorporar el ejercicio en ayunas. Sus valores de azúcar en la sangre se fueron normalizando, al igual que su sensación de hambre.

El caso de Isabel demuestra la importancia de una buena salud emocional y gestión del estrés. Además, la alimentación es crucial para el control del hambre y la salud hormonal. Al reducir el consumo de azúcar y aumentar las proteínas y grasas saludables, se puede gestionar el hambre y mejorar el bienestar general. Si todo esto lo acompañas de movimiento y del ejercicio adecuado verás que tu cuerpo responde y que te sientes llena de energía y de buen humor.

¿Por qué tengo hambre a todas horas?

Planteémonos antes qué es el hambre. El hambre es una señal del cuerpo que impulsa a buscar alimento para sobrevivir. Cuando tienes hambre, el cuerpo se pone en marcha y envía una serie de señales que hacen que te muevas para conseguir alimento, ya sea yendo a la cocina, al supermercado, al teléfono para pedir algo o donde sea que sepas que lo encontrarás.

La sensación de hambre varía a lo largo de la vida y, por supuesto, del día. No tienes las mismas ganas de comer al levantarte que a las doce de la mañana, ni antes de alimentarte que después. Pero ¿alguna vez te has preguntado por qué tienes hambre? La respuesta se encuentra en un complejo movimiento de hormonas que se produce en el cuerpo y que vamos a analizar para que te entiendas y te cuides. ¿Qué hormonas son?

Grelina

Se conoce como la *hormona del hambre*. Se produce principalmente en el estómago y, en pequeñas cantidades, en el intestino delgado y el cerebro. Cuando el estómago está vacío, las células que lo recubren liberan grelina al torrente sanguíneo. Esta hormona viaja hasta el hipotálamo, la región del cerebro que regula el apetito y el consumo de alimentos, donde se une a receptores específicos para activar las neuronas que generan la sensación de hambre, lo que nos empuja a buscar comida y comer. Además de estimular el apetito, la grelina influye en la regulación de la glucosa y la secreción de la hormona del crecimiento.

Los niveles de grelina fluctúan a lo largo del día como respuesta a los patrones de alimentación. Si todo funciona bien, antes de las comidas, cuando el estómago está vacío, aumentan e incrementan la sensación de hambre. Después de comer disminuyen porque el estómago lleno envía señales para reducir su producción. Este mecanismo de retroalimentación regula el equilibrio entre la ingesta y el gasto de energía.

Sin embargo, una dieta baja en calorías o la pérdida de peso pueden aumentar la producción de grelina, lo que dificulta el mantenimiento del peso perdido. La falta de sueño también puede elevar sus niveles, lo que hará que tengas más apetito y, potencialmente, contribuirá al aumento de peso.

A veces este mecanismo no funciona como debería y podemos desarrollar una resistencia a la grelina similar a la resistencia a la insulina en la diabetes tipo 2. En estas situaciones, el hipotálamo no percibe correctamente las señales que le llegan de esta hormona, lo que puede alterar la regulación del apetito y provocar una sensación constante de hambre, incluso después de comer, lo que contribuye al aumento de peso y la obesidad. La resistencia a la grelina también puede afectar negativamente otros aspectos del metabolismo, como la regulación de la glucosa y la secreción de la hormona del crecimiento, lo que complica aún más el control del peso y la salud metabólica en general. En este caso, sigue leyendo, porque comer y dormir bien, moverte y modular el estrés serán fundamentales para restablecer esta señal.

Leptina

Hay otras hormonas que también pueden provocar que tengas hambre todo el tiempo. Al contrario de lo que ocurre con la grelina, la leptina se conoce como la *hormona de la saciedad*. Es producida por las células de grasa, y le dice al cerebro que ya hemos comido suficiente y que hay que parar. Si la producen las células grasas, dependiendo del porcentaje de grasa que tengas, la sensación de saciedad podrá verse modificada. Si tienes poca, habrá poca leptina en el cuerpo y no se te despertará esta sensación de saciedad. Esto tiene mucho sentido porque, si te falta grasa, el cuerpo querrá más, de manera que no sentirás saciedad. En el consultorio, suelo ver este mecanismo alterado en mujeres que han tenido problemas con la alimentación y han estado en un peso muy bajo con poca grasa o la han restringido mucho. Al final, se les altera la sensación de saciedad y les cuesta identificarla.

Otra situación que puede darse es la resistencia a la leptina, que haya mucha porque la mujer tiene mucha grasa o que los receptores estén alterados y cueste sentir la saciedad. A medida que bajes la cantidad de grasa acumulada y comas bien, volverás a sentirla.

También se da en los casos de trastorno alimenticio por atracón. En estas situaciones, se ignora la saciedad, de manera que se va perdiendo. Si trabajas esa sensación, comes grasas y proteínas que te mantengan estable, distingues el hambre de la sed, duermes bien, te mueves y trabajas la parte emocional, poco a poco recuperarás esta sensación.

Por supuesto, la falta de sueño y el estrés también pueden modificar la producción de estas hormonas y alterar las señales. Seguro que al día siguiente de dormir mal o si has tenido mucho estrés en el trabajo te cuesta sentirte saciada y dejar de comer. Así que, por mucha grasa de calidad que comas, si no duermes o tu estrés está por las nubes, seguirás igual o de forma parecida. Si este es tu problema, ponte manos a la obra y ve a la raíz. Verás cómo tu hambre empieza a cambiar.

Insulina

La insulina, de la que ya te hablé, es producida por el páncreas y regula los niveles de azúcar en la sangre, lo que afecta a la sensación de hambre. Como sabes, esta hormona se ve modificada tanto durante el ciclo, según la fase en la que estés, como en las diferentes etapas de la vida.

Glucagón

Esta hormona producida por el páncreas se ocupa de aumentar los niveles de azúcar en sangre cuando están bajos. Mientras la insulina lo reduce, este hace lo contrario: libera el azúcar almacenado en el hígado. Aunque no es tan famoso como la insulina, es igual de importante.

Por otra parte, nos ayuda a controlar el hambre, ya que, cuando el cuerpo siente que el azúcar en la sangre está bajo, entra en acción para mantener la energía. Además, ayuda a liberar las grasas almacenadas para que el cuerpo cuente con otra fuente de energía.

Por supuesto, esta hormona también se ve modificada durante el ciclo y en la alteración del sueño provocada por el estrés.

Influencia del estrés y del sueño en el hambre

Como ya comenté, si te estresas, el cuerpo produce cortisol, una hormona imprescindible para lidiar con el estrés a corto plazo. Sin embargo, los niveles crónicamente elevados de cortisol pueden afectar las señales de hambre.

En la actualidad, por el estilo de vida que llevamos, la mayoría tenemos niveles de estrés mantenidos: preparar el desayuno de los niños, llevarlos a la escuela, llegar al trabajo, escuchar las quejas de tu jefa, salir a tu hora... Todas estas situaciones son descargas de cortisol que vas acumulando a lo largo del día. ¿Qué pasa en ese caso? Pues que acumulas cortisol durante el día y por la tarde tienes muchísima hambre. Y no me refiero a que se te antoje un plato de brócoli con pollo, sino algo rico en calorías, carbohidratos y azúcares. Veamos por qué.

El cortisol desencadena una respuesta en el cerebro que te hace sentir la necesidad de contar con energía adicional para enfrentarte al estrés percibido. Como ya viste en el capítulo 5 «El sexo», esta respuesta viene del inicio de los tiempos, cuando el principal peligro era correr delante de un depredador que nos quería comer. Ahora ya no es así, pero el cerebro interpreta las situaciones de estrés como si lo fuera. La respuesta es la misma, y el resultado es un hambre voraz por la tarde que hace que te comas la mitad del refrigerador antes de preparar la cena y que llegues a la mesa sin hambre y sintiéndote fatal.

Y ahora podrías preguntarme: «Está bien, lo entiendo, y ¿qué hago? ¿Devuelvo a mis hijos? ¿Mato a mi jefa? ¿Me mudo a Bali?».

Está claro que nuestro contexto es el que es, y muchas veces es muy difícil cambiarlo. Lo único que puedes modificar es tu manera de responder a estas situaciones y lo que comes cuando te da esa hambre.

Para responder adecuadamente, tienes que entrenar a tu cerebro e intentar que el contexto sea el mejor posible dentro de tus posibilidades. Y esto no aparece por arte de magia... El yoga y la meditación te pueden ayudar muchísimo, al igual que rodearte de personas que te aporten felicidad y, por supuesto, tener una alimentación adecuada sin picos de azúcar. Sí, aunque no lo creas o te parezca absurdo, cuantos menos picos de azúcar generes durante el día, de mejor humor estarás, ya que los descensos nos afectan. Y esto se debe a la descarga de hormonas de estrés que te ponen un poco agresiva para que busques alimento. Si quieres evitar estos descensos, evita las subidas previas. Para ello, lo ideal es que sigas una alimentación alta en grasas y proteínas. Más adelante te enseñaré cómo conseguirlo.

No puedo hablar de cómo el estrés influye en el hambre y no traer a escena el sueño. Como ya viste en el capítulo 1 «El sueño», la falta de sueño o su mala calidad también pueden afectar la regulación hormonal del hambre. Seguro que has notado que, los días que duermes peor, tienes más hambre, como si tuvieras una resaca continua. La grelina, la hormona del hambre, tiende a aumentar como respuesta a la falta de sueño. Es decir, si no duermes lo suficiente, tendrás más hambre. Además, la leptina, la hormona de la saciedad, disminuye en presencia de la falta de sueño, lo que provoca que te cueste más sentirte saciada después de comer, lo que hará que comas hasta que te duela el estómago.

El estrés y la falta de sueño suelen ir de la mano. Quizá hayas vivido una etapa de estrés en la que te cueste más dormir o que te despiertes cien veces por la noche. Esto provocará que la melatonina y el cortisol no se procesen adecuadamente y que acumules aún más cortisol durante la noche. Además, no dormir inflama, y esa inflamación activa aún más la respuesta de estrés. ¡Más hambre y más película de terror! Si te encuentras en este punto, tienes que hacer algo para modular esas hormonas y dormir mejor. Hay suplementos que te ayudarán, pero lo importante es que averigües qué te está pasando. Ya sabes que no es lo mismo no conciliar el sueño que despertarte varias veces por la noche o sufrir sudores nocturnos. Si es tu caso, vuelve al capítulo 1 y ponte manos a la obra.

Mejorar el sueño y reducir el estrés es básico para mejorar tus ganas de comerte el mundo. Evidentemente, puedes comer mejor para sobrellevar esta situación durante el día, pero ir a la raíz del problema y atajarlo hará que todo sea más fácil.

El ciclo menstrual y el hambre

Aunque no es un tema que se comente demasiado, creo que todas, por experiencia, podemos decir que la relación entre el hambre y el ciclo menstrual es muy variable. Casi todas las mujeres experimentamos variaciones, a veces muy significativas, a lo largo del ciclo. Algunas pueden comer muchísimo, incluso tener antojos de alimentos dulces los días antes de la regla, pero, durante o después de la menstruación, estar sin comer durante horas y que el dulce no se les antoje para nada. En este apartado veremos por qué el hambre varía en las diferentes fases del ciclo menstrual y qué factores hormonales entran en juego. Pero antes, despejemos una incógnita: ¿cómo afectan al hambre las principales hormonas?

- **Estrógeno.** Ayuda a regular el apetito y la saciedad. Unos altos niveles de estrógeno se asocian con una reducción del hambre y una mayor sensación de saciedad. También mejora la sensibilidad a la leptina, que suprime el apetito.

- **Progesterona.** Puede aumentar el apetito y los antojos, en especial por alimentos ricos en carbohidratos. Esta hormona prepara el cuerpo para un posible embarazo, lo que puede llevar a un incremento en la ingesta calórica.
- **Grelina y leptina.** Ya conoces estas dos hormonas que regulan el hambre y la saciedad. Sus fluctuaciones durante el ciclo pueden afectar la sensibilidad del cuerpo frente a estas hormonas.

Ahora que ya sabes lo que hace cada una, vamos a ver qué ocurre en cada fase según el proceso hormonal que se dé en ese momento.

1. Fase menstrual (días 1-5)

Los niveles de estrógeno y progesterona son bajos en este momento del ciclo, así que la mayoría de las mujeres sienten cierto alivio porque, durante la fase premenstrual, se suele gestionar peor el hambre y las ganas de dulce. Cuando llega el sangrado, se apacigua.

Además, aumenta la producción de prostaglandinas, lo que puede causar dolor e inflamación. Muchas mujeres pueden experimentar una reducción del apetito debido al dolor y al malestar general. Sin embargo, otras pueden sentir más hambre como forma de buscar consuelo y energía adicional para enfrentarse a los síntomas menstruales. Si tu hambre aumenta o disminuye porque tienes muchos síntomas en esta fase, deberías tratarlos con un profesional de la salud hormonal.

2. Fase folicular (días 6-14)

De forma progresiva, los niveles de estrógeno comienzan a aumentar y mejoran el estado de ánimo y la energía. Por otra parte, en este momento se gestiona mejor el azúcar y se reduce el apetito. Las mujeres tienden a sentirse con menos antojos y alcanzan antes la sensación de saciedad, lo que favorece una alimentación más saludable. Además, lo normal es tener ganas de hacer ejercicio y moverse, y esto también ayuda a tener menos hambre.

3. Fase ovulatoria (día 14)

Se produce un pico en los niveles de estrógeno y una liberación significativa de la LH. La ovulación puede causar un breve aumento del apetito en algunas mujeres, aunque, para muchas, esta fase no les afecta demasiado. La elevación del estrógeno y la LH mejora el estado de ánimo y la energía, lo que contribuye a tener un control del apetito más eficiente. Pero ojo, porque algunas pueden sentir molestias, incluso dolor, y a lo mejor el hambre premenstrual comience en esta fase. Si es tu caso, averigua qué está pasando con esa ovulación y corrígelo.

4. Fase lútea (días 15-28)

Los niveles de progesterona aumentan y se mantienen altos hasta antes de que te baje la regla. Los de estrógeno también, pero comienzan a disminuir hacia el final de esta fase. Suele darse un aumento del apetito y de los antojos, en especial por alimentos ricos en carbohidratos y azúcares.

La progesterona estimula el apetito, de manera que el cuerpo puede aumentar la ingesta calórica a modo de preparación para un posible embarazo. Además, la disminución del estrógeno puede provocar que tengas más hambre y dificultad para sentirte saciada. Si lo piensas, tiene sentido, ya que el cuerpo se prepara por si hubiera embarazo.

Sin embargo, si tienes las hormonas desequilibradas, tendrás un hambre bestial. Y aquí está el problema: sentir algo más de hambre es normal, pero no tendría que dominar tu vida.

Los síntomas premenstruales —hinchazón, dolor de senos, cambios de humor...— también pueden provocar un mayor consumo emocional de alimentos. Como ya leíste antes, si es así, tendrás que resolver ese desequilibrio hormonal, probablemente con los estrógenos. Si lo logras, te sentirás mejor y tu hambre disminuirá de forma natural.

Posparto y hambre

El posparto es un periodo de profundos cambios físicos y emocionales. Entre ellos, uno de los más comunes es el aumento de la sensación de hambre. Durante esta etapa, las hormonas se especializan en acumular grasa y, si encima das lactancia materna, tus necesidades calóricas aumentarán bastante (entre 300-500 kcal), y eso lo notarás en forma de un hambre voraz durante todo el día. Mientras no tengas de nuevo la menstruación, la falta de estrógeno hará que seas más resistente a la insulina y que el cuerpo tienda a acumular más grasa. Como sabes, la biología es sabia y lo hace todo por el bien de tu bebé, pero a veces quizá sientas que esa sensación de hambre se te va de las manos.

Por otra parte, en esta etapa el sueño es el que es —quizá tu bebé no te deje pegar ojo—, pero eso no quita que, pese a que las hormonas de la lactancia y el posparto te protejan de la falta de sueño, tengas una sensación de resaca continua. Y dormir peor aumentará la sensación de ham-

181

bre. Como esto no lo puedes cambiar, intenta comenzar el día con alimentos altos en grasas saludables y proteínas de calidad para no hacer demasiados picos de azúcar. Sería ideal que los carbohidratos que comas en el desayuno siempre vayan acompañados. Es mejor un pan tostado integral con huevo, aguacate y jamón o caballa, por ejemplo, que un simple pan tostado con aceite de oliva, ya que esta te provocará un pico de azúcar mayor y tendrás hambre al poco rato. Sin embargo, con el huevo, el aguacate y el jamón o pescado ralentizarás el vaciado gástrico, te sentirás más saciada y la glucosa se elevará poco a poco, así que no tendrás un descenso de azúcar al cabo de un rato que te provoque hambre y debilidad. Te aseguro que, si cortas este círculo vicioso, tu posparto mejorará mucho.

Seguro que ya te lo han dicho, pero te lo voy a repetir: durante el día, duerme cuando tu bebé duerma. Da igual que haya platos en el fregadero o ropa por recoger. En serio, duerme. Es lo mejor que puedes hacer por tu salud y tu estado de ánimo, y eso repercutirá en la relación con tu bebé.

Aunque también suene obvio, la lactancia da mucha sed, y quizá a veces la confundas con hambre. Bebe suficiente agua para mantenerte hidratada: reparte botellas de agua por la casa o lleva una siempre contigo porque, en cuanto empieces a dar de mamar, sentirás una sed muy fuerte y querrás tener agua a la mano. Te lo digo por experiencia.

Menopausia y hambre

Como ya sabes, la menopausia provoca una serie de cambios hormonales que pueden impactar a muchos niveles. Uno de los aspectos menos comprendidos y que más frustran a las mujeres en esta etapa es el aumento de la sensación de hambre. La disminución de los estrógenos repercute mucho en la fisiología y puede influir en varios aspectos. Veámoslos.

Cambios en el metabolismo de la glucosa y la composición corporal

La disminución de estrógeno puede provocar una redistribución de la grasa, con un aumento en la zona abdominal. Además, ya sabes que también puede influir en la sensibilidad a la insulina, lo que a su vez puede desencadenar fluctuaciones en los niveles de azúcar en la sangre y antojos de azúcar.

Al final del capítulo te explicaré cómo comer para que tengas menos hambre, pero te repito que en la menopausia tienes que ser muy gastadora. Y no me refiero a que comas poco, sino a que gastes mucho. Moverse mucho es imprescindible, así que, si llevas un estilo de vida sedentario, empieza a moverte desde ya. Esto no solo mejorará tu sensación de hambre, sino que te aportará músculo, imprescindible para tener una vejez saludable y evitar la osteoporosis temprana.

El ayuno intermitente podrá ayudarte siempre y cuando lo hagas de manera natural y sin forzar. Si pasas hambre durante horas, lo único que conseguirás es aumentar los niveles de hormonas de estrés y, a la larga, empeorará la situación. Tienes que aprender a conectar con la sensación de hambre real, distinguir entre sed y hambre, y, si encima puedes dejar doce horas entre la cena y el desayuno, seguro que te beneficiará. Lo mismo ocurre con picar comida entre horas: dejar espacio entre las comidas para que los sistemas digestivo e inmunitario descansen te proporcionará una mejor salud y sensación de hambre y saciedad.

Alimentación

Ahora que ya has entendido cómo funciona el hambre y qué hábitos de vida pueden mejorar esa sensación, vamos a ver qué puedes comer para que el hambre y la saciedad bailen al compás.

Para sentirte saciada, debes comer alimentos saciantes. Evidentemente, un plato de arúgula no sacia. Para que comas y no tengas hambre has de comer de verdad. Como he repetido varias veces, tienes que centrarte en las grasas saludables y las proteínas de calidad, así que veamos dónde se encuentran esos nutrientes:

FUENTES DE PROTEÍNAS:

- **Pollo, pavo y ternera** (si son ecológicos, mejor).
- **Pescado y marisco.** El pescado azul es rico en ácidos grasos omega 3. No abuses de los grandes, como el atún o el salmón, por su alto contenido en metales pesados. Cómelos una vez cada diez días. Los pequeños, como la caballa, la sardina o las anchoas, serán mejor opción, ya que contienen menos.
- **Huevos.** Fuente de proteínas asequible y versátil. Mejor si son ecológicos o de categoría A.

FUENTES DE GRASAS SALUDABLES:

- **Aguacate.** Rico en ácidos grasos monoinsaturados.
- **AOEV.** Fuente de grasas monoinsaturadas. Úsalo para cocinar y aderezar las ensaladas.
- **Nuez.** Contiene grasas saludables, proteínas y fibra.
- **Aceitunas.** Excelente fuente de grasas saludables, ideales para aperitivos o ensaladas.
- **Semillas de chía.** Ricas en ácidos grasos omega 3 y proteínas. Consúmelas remojadas o trituradas.
- **Pescado azul.** Rico en grasas saludables y proteínas, lo que lo convierte en una opción perfecta para una comida equilibrada. Sin embargo, como ya viste, los pescados azules grandes contienen más metales pesados, así que prioriza los pequeños.
- **Aceite de coco.**

Recetas

Ha llegado el momento de llevarlo a la cocina con recetas sencillas. Las que encontrarás en este apartado están cuidadosamente diseñadas para ayudarte a controlar el hambre de manera efectiva y alcanzar una sensación de saciedad duradera, pero, por supuesto sin sacrificar el placer de comer.

Este apartado te ofrece una variedad de opciones que te ayudarán a gestionar mejor el hambre y a encontrar el equilibrio adecuado entre disfrutar de las comidas y nutrir el cuerpo de manera efectiva. Descubre cómo las recetas que te propongo pueden convertirse en tus aliadas para mantener el hambre bajo control y alcanzar la saciedad que necesitas para sentirte bien, tanto física como emocionalmente. Es hora de tomar el control de tu apetito y disfrutar de una alimentación consciente y equilibrada.

Hamburguesas de pavo con mayonesa de aguacate

Ingredientes

Para las hamburguesas de pavo

- 500 g de carne molida de pavo
- 1 cebolla, picada finamente
- 1 pimiento morrón, picado finamente
- 2 huevos
- 1 diente de ajo, picado
- Sal y pimienta al gusto
- 1 cucharada de AOEV

Para la mayonesa de aguacate

- 1 aguacate
- Jugo de ½ limón
- 2 cucharadas de AOEV
- Sal y pimienta al gusto

Elaboración

Para las hamburguesas de pavo

1. Mezcla la carne molida con la cebolla, el pimiento morrón rojo, los huevos y el ajo, y salpimenta.
2. Forma las hamburguesas con la mezcla y pon a calentar un sartén a fuego medio-alto con el AOEV.
3. Cocina las hamburguesas de pavo durante 5-7 minutos por cada lado o hasta que estén bien hechas.

Para la mayonesa de aguacate

1. Mientras se cocinan las hamburguesas, mezcla el aguacate con el jugo de limón y el AOEV, salpimenta y bate en un procesador de alimentos o con una batidora de mano hasta obtener una mayonesa suave.

Acabado

1. Sirve las hamburguesas de pavo con la mayonesa de aguacate encima.

Pollo al curri con coco

Ingredientes

- Sal y pimienta al gusto
- 500 g de pechuga de pollo, cortada en cuadros
- 2 cucharadas de aceite vegetal
- 1 cebolla, picada
- 2 dientes de ajo
- 1 trozo de jengibre fresco (de unos 2 cm), picado
- 2 cucharadas de curri en polvo (y otras especias, si quieres)
- ½ cucharadita de pimienta de cayena (opcional)
- 400 ml de leche de coco
- 2 zanahorias, cortadas en rodajas
- 1 pimiento morrón, cortado en tiras
- 1 brócoli

Elaboración

1. Salpimenta el pollo y calienta 1 cucharada de aceite vegetal en un sartén grande a fuego medio-alto. Añade el pollo y cocínalo hasta que esté dorado por todos lados. Retíralo y resérvalo en un plato o recipiente.

2. Añade al sartén la otra cucharada de aceite y agrega la cebolla. Cocínala hasta que esté transparente y agrega el ajo y el jengibre. Cocínalo durante 1 minu-

187

to, incorpora el curri y mézclalo todo bien para que las especias se tuesten un poco.

3. Añade la leche de coco y llévala a ebullición. Baja el fuego y agrega el pollo dorado, las zanahorias, el pimiento morrón y el brócoli, y déjalo cocinar a fuego lento durante 15-20 minutos o hasta que las verduras estén tiernas.

Ensalada de arúgula con caballa y champiñones, y salsa de yogur de coco con lima y cilantro

Ingredientes

Para la ensalada de arúgula con caballa y champiñones

- 1 bolsa de arúgula fresca
- 1 lata de caballa
- Un puñado de champiñones en láminas

Para la salsa de yogur de coco, lima y cilantro

- 1 taza de yogur de coco
- 1 lima (jugo y ralladura)
- 2 cucharadas de cilantro fresco, picado
- Un chorrito de AOEV
- Sal y pimienta al gusto

Elaboración

Para la ensalada de arúgula con caballa y champiñones

1. Lava y escurre bien la arúgula.
2. Cocina los champiñones y añádelos a un tazón con la arúgula y la caballa.

Para la salsa de yogur de coco, lima y cilantro

1. Prepara la salsa con el yogur de coco, la lima y el cilantro.
2. Añade el AOEV y salpimenta al gusto.

Acabado

1. Vierte la salsa sobre la ensalada y mezcla hasta que todos los ingredientes se combinen bien.

Muffins de almendras con nueces de la India y chocolate

Ingredientes

Para los muffins *de almendras*

- 1 taza de harina de almendras
- ¼ de taza de harina de coco
- 1 cucharadita de levadura
- 1 cucharada de cacao puro
- 3 huevos

- 1 taza de bebida de almendras
- ¼ de taza de aceite de coco derretido

Para la cobertura

- 100 g de chocolate con un 90% de cacao

Elaboración

Para los muffins *de almendras*

1. Precalienta el horno a 180 °C.
2. En un tazón grande, mezcla la harina de almendras y la de coco con la levadura y el cacao puro.
3. En otro tazón, bate los huevos con la bebida de almendras y el aceite de coco.
4. Combina los ingredientes húmedos con los secos y mezcla bien hasta obtener una masa homogénea.
5. Vierte la mezcla en moldes para *muffins* llenándolos ¾ partes, y hornéalos durante 30–35 minutos o hasta que insertes en el centro un palillo y salga limpio.
6. Déjalos enfriar completamente.

Para la cobertura

1. Derrite el chocolate al baño maría o en el microondas con cuidado de no quemarlo.
2. Cubre los *muffins* con el chocolate derretido y deja que se enfríe y se endurezca en el refrigerador.

Suplementación

La suplementación natural puede ser una herramienta efectiva para regular el hambre y mejorar el control del peso en la salud femenina. Si la usas, cambias de hábitos alimentarios e incorporas el ejercicio a tu día a día equilibrarás las hormonas que regulan el apetito, lo que te facilitará el mantenimiento de un peso saludable y promoverá tu bienestar general.

5-HTP (5-hidroxitriptófano)

Es un precursor de la serotonina, un neurotransmisor que regula el estado de ánimo y el apetito. Al aumentar los niveles de serotonina en el cerebro, ayuda a reducir los antojos y promueve la sensación de saciedad, lo que puede ser muy útil para controlar el hambre emocional y las ganas de ingerir carbohidratos.

Ashwagandha (Withania somnifera)

Esta hierba adaptógena ayuda a reducir los niveles de cortisol, la hormona del estrés, de manera que previene el hambre emocional y mejora el control del apetito. Puede ser especialmente útil para las mujeres que comen como respuesta al estrés.

Berberina

Este compuesto natural mejora la sensibilidad a la insulina y regula el metabolismo de la glucosa, de manera que ayuda a reducir el apetito y controlar el peso, además de mantener unos niveles de glucosa en sangre estables.

Canela de Ceylán *(Cinnamomum verum)*

Esta especia es conocida por sus propiedades para regular el azúcar en sangre y mejorar la sensibilidad a la insulina. Al estabilizar los niveles de glucosa, ayuda a reducir los antojos y el hambre, lo que facilita el control del peso y la disminución de la grasa corporal.

Picolinato de cromo

Este mineral permite regular la insulina, la hormona responsable de controlar los niveles de glucosa en sangre, y esto ayuda a reducir los antojos de carbohidratos y azúcares, además de mantener estables los niveles de glucosa y controlar el hambre. Puede ser muy beneficioso para las mujeres con resistencia a la insulina.

Psyllium

Esta fibra soluble absorbe el agua y se expande en el estómago, lo que promueve la sensación de saciedad, disminuye el apetito y controla el hambre, lo que reduce la ingesta calórica total.

9

LOS TÓXICOS AMBIENTALES

Como ya viste en los capítulos anteriores, la salud hormonal femenina es un tema fascinante y decisivo. Las hormonas son los mensajeros químicos que regulan muchas funciones en el cuerpo, y contamos con muchas herramientas para cambiar los hábitos de vida que mejorarán mucho la salud. Sin embargo, y por desgracia, estamos rodeadas de sustancias químicas que pueden alterar este delicado equilibrio y que tenemos muy normalizadas en nuestro día a día. Algunos tóxicos, presentes en algo tan cotidiano como los plásticos y los productos de limpieza, pueden tener un impacto significativo en la salud hormonal. Hay tantos que parece imposible librarse de ellos, pero no quiero estresarte, sino que entiendas cómo afectan las hormonas y que integres pequeños cambios en tu día a día que te protejan de ellos.

La exposición a tóxicos puede causarnos una amplia gama de problemas hormonales que afectan no solo a la salud reproductiva, sino también al bienestar general: irregularidades menstruales, problemas de fertilidad, trastornos hormonales graves, complicaciones durante el embarazo... Los efectos de estos disruptores endocrinos son variados y significativos, por tanto, es crucial que seamos conscientes de estos riesgos y tomemos medidas para minimizar la exposición a estas sustancias dañinas.

Al principio puede parecer un desafío, pero implementar pequeños cambios puede tener un gran impacto en la salud hormonal y el bienestar general. Al estar informadas y tomar decisiones conscientes, podemos reducir la exposición a los tóxicos y proteger el equilibrio hormonal. Además, estos pasos no solo benefician a la salud personal, sino que contribuyen a la salud de futuras generaciones y un medioambiente más saludable para todos.

Caso clínico. Mitigando el impacto de los tóxicos ambientales

Carla, una mujer de cuarenta y un años, llegó a mi consultorio muy preocupada porque notaba fatiga, dolor de cabeza y problemas hormonales. Tras mucho tiempo dando vueltas, se hizo un análisis y aparecieron niveles altos de mercurio en su cuerpo.

Después de realizar cambios en su estilo de vida —eliminar los enlatados y los pescados azules, reducir la exposición a químicos tóxicos, optar por alternativas naturales y orgánicas, y tomar suplementos antioxidantes y para la detoxificación—, Carla experimentó una mejora significativa. La fatiga y el dolor de cabeza se redujeron, y notó una mejora en el equilibrio hormonal y el bienestar general. Además, su energía aumentó, y su estado de ánimo también.

El caso de Carla subraya la importancia de minimizar la exposición a tóxicos ambientales y mantener una buena salud hepática. Al optar por productos naturales y orgánicos y mantener una buena salud general, podemos mitigar el impacto de los tóxicos ambientales y mejorar nuestro bienestar. La clave está en entender que lo que nos rodea y lo que usamos afecta nuestra salud, lo que nos permitirá tomar el control de las hormonas y la exposición a los tóxicos.

¿Qué son los tóxicos y dónde están?

Los tóxicos son sustancias que pueden causar daño al cuerpo. Pueden ser naturales, como ciertos venenos para plantas y animales, o artificiales, como productos químicos industriales y pesticidas. En la vida diaria nos exponemos a una gran variedad de tóxicos a través de los alimentos, el agua, el aire y productos de uso cotidiano. Aquí te dejo algunos ejemplos y dónde se encuentran:

- **Bisfenol A (BPA).** Plásticos, revestimientos de latas de alimentos y bebidas, papel térmico que se usa en las impresoras térmicas...
- **Ftalatos.** Plásticos flexibles, productos de cuidado personal, juguetes, envases de alimentos...
- **Pesticidas.** Alimentos no orgánicos, productos de jardinería, tratamientos para mascotas...
- **Parabenos.** Conservantes en cosméticos, productos de cuidado personal, alimentos, medicamentos...
- **Triclosán.** Productos antibacterianos: jabones, pasta de dientes, desinfectantes...
- **Retardantes de fuego (PBDE).** Muebles, productos electrónicos, alfombras, material de construcción...
- **Metales pesados.** Plomo (pinturas antiguas, tuberías...), mercurio (pescados grandes, ciertos productos industriales) y cadmio (cigarros, baterías...).
- **Dioxinas.** Productos de combustión industrial, alimentos (particularmente, productos animales)...

- **Perfluoroalquilados (PFAA)**. Revestimiento antiadherente (sartenes, ropa impermeable...), envases de alimentos...

Estos tóxicos pueden entrar en el cuerpo a través de la ingesta, la inhalación o el contacto con la piel, y acumularse con el tiempo.

¿Por qué pueden causar tanto daño?

Los tóxicos pueden interferir con el sistema endocrino, responsable de producir y regular las hormonas. Algunas sustancias actúan como disruptores endocrinos, es decir, imitan o bloquean las hormonas naturales. Veamos cómo funcionan los tóxicos anteriores:

- **BPA**. Imita al estrógeno. Se ha relacionado con problemas de fertilidad, irregularidades menstruales y un aumento del riesgo de cáncer de mama.
- **Ftalatos**. Interfieren con la producción de hormonas tiroideas y andrógenas, lo que afecta la salud reproductiva y al metabolismo.
- **Pesticidas**. Algunos alteran la función hormonal y están relacionados con problemas reproductivos y del desarrollo. También pueden provocar enfermedades crónicas.
- **Parabenos**. Actúan como imitadores del estrógeno, lo que provoca desequilibrios hormonales y aumenta el riesgo de cáncer de mama o de problemas reproductivos.
- **Triclosán**. Afecta la función tiroidea y hormonal, y está asociado con problemas reproductivos y un desarrollo fetal alterado.

- **PBDE.** Pueden afectar la función tiroidea y alterar el desarrollo neurológico en fetos y niños pequeños, además de estar relacionados con problemas reproductivos.
- **Metales pesados.** Pueden acumularse en el cuerpo e influir la producción y regulación hormonal, lo que provoca problemas de fertilidad y de desarrollo fetal.
- **Dioxinas.** Alteran la función hormonal y se asocian con cáncer, problemas reproductivos y desarrollo fetal.
- **PFAA.** Interfieren con la función tiroidea y la regulación de las hormonas sexuales, lo que afecta la fertilidad y el desarrollo fetal.

Como ves, la exposición a disruptores endocrinos puede causar irregularidades en el ciclo menstrual, ya que estas sustancias alteran la producción y el equilibrio de las hormonas responsables de regular el ciclo, como el estrógeno y la progesterona. Estos son algunos de los síntomas que pueden provocar: periodos irregulares, ausencia de regla, dolor menstrual, sangrados abundantes... Por otra parte, han empezado a relacionarse con trastornos hormonales como el SOP, la endometriosis, los fibromas...

Cada vez hay más estudios que demuestran que la fertilidad puede verse seriamente comprometida por la exposición a estos tóxicos. En el caso de las mujeres, estos productos químicos pueden afectar tanto la calidad de los óvulos como al entorno uterino necesario para la concepción y el embarazo. Sustancias como los ftalatos y ciertos pesticidas son capaces de dañar los óvulos, reducir su viabilidad y aumentar el riesgo de abortos espontáneos. Y todo esto puede dificultar la concepción y prolongar el tiempo necesario para quedar embarazadas. Además, los tóxicos pueden afectar la regulación hormonal necesaria para tener una ovulación adecuada, lo que es capaz de provocar ciclos anovulatorios, en los que no se libera un óvulo, y esto reduce significativamente las posibilidades de concepción. El endometrio también puede verse afectado y dificultar la implantación y el mantenimiento de un embarazo, lo que aumenta el riesgo de abortos espontáneos y produce otras complicaciones.

Si estás embarazada, las hormonas juegan un papel vital en el desarrollo del feto y el mantenimiento de un embarazo saludable. La exposición a múltiples tóxicos ambientales en este periodo puede tener efectos adversos tanto para ti como para el bebé, desde un parto prematuro a bebés con bajo peso, defectos congénitos o problemas en el desarrollo neurológico.

Estrategias para evitarlos

Bueno, ahora que ya has visto los problemas que pueden provocar estos disruptores endocrinos, voy a ofrecerte algunas soluciones. Es importante que seas consciente de este tema, pero no te obsesiones. Tóxicos hay muchos y están por todas partes, así que es mejor que implementes acciones que te ayuden en tu día a día, pero sin volverte loca. La vida sigue, y son muy pocas las personas que pueden aislarse en un entorno natural, cultivar sus propios alimentos y evitar el contacto con estas sustancias. La realidad es que vivimos en entornos contaminados, no tenemos un huerto en casa y compramos recipientes de cristal, entre otras cosas, porque hemos oído que es mejor para la salud.

Aquí incluyo algunas acciones que puedes implementar para reducir la exposición a estos disruptores endocrinos sin perder la cabeza.

Opta por productos libres de BPA y ftalatos

Los BPA y los ftalatos son dos de los disruptores endocrinos más comunes presentes en muchos productos de uso diario. ¿Cómo evitarlos?

- **Envases de alimentos.** Decántate por envases de vidrio, acero inoxidable o cerámica. Muchos productos con la etiqueta «Libre de BPA» pueden contener otros disruptores endocrinos, así que mejor compruébalo.
- **Utensilios de cocina.** Evita los de plástico y opta por alternativas de madera, bambú, hierro o acero inoxidable.
- **Botellas de agua.** Usa las reutilizables de vidrio o acero inoxidable.
- **Productos de cuidado personal.** Revisa la etiqueta de los productos de cuidado personal y busca los que indiquen claramente que no contienen ftalatos ni parabenos. Algunas aplicaciones nos permiten escanear los códigos de barras y saber la calidad del producto.

Elige alimentos orgánicos

Los pesticidas que se usan en la agricultura convencional pueden tener efectos perjudiciales en la salud hormonal, así que optar por alimentos orgánicos reduce significativamente la exposición a estos químicos. Entiendo que muchas veces no es posible o resulta muy complicado. Una alternativa que me ha funcionado durante un tiempo, aunque requiere de implicación personal son los «grupos de consumo», grupos de personas que se organizan para comprar a productores locales y organizan la gestión y el reparto de los productos entre todos sus miembros. Suele haber en la mayoría de las ciudades y en muchos pueblos. Busca grupos cerca de tu casa e infórmate.

También existen espacios ecológicos que hacen repartos semanales, quincenales o mensuales de canastas con fruta y verdura ecológica de temporada. Esta alternativa puede ser más cómoda porque no necesitas implicarte ni invertir tiempo en el reparto y la gestión.

Estas son algunas ideas por si compras en tiendas:

- **Fruta y verdura.** Siempre que puedas, compra fruta y verdura orgánica. Estas variedades están cultivadas sin pesticidas sintéticos. Suelen tener el sello «Eco» bastante visible.
- **Productos de origen animal.** La carne, los lácteos y los huevos orgánicos provienen de animales que no han sido tratados con hormonas de crecimiento ni antibióticos. Suelen llevar el sello «Eco», o puedes comprar directamente al productor.
- **Mercados locales.** Si la alternativa eco escapa a tus posibilidades, compra en mercados de agricultores locales: los productos suelen ser más frescos y a menudo cultivados sin pesticidas. No siempre es así, pero comprando productos regionales evitas un impacto ambiental añadido.

Usa productos de limpieza y cosméticos naturales

Muchos productos de limpieza y cosméticos contienen químicos que pueden actuar como disruptores endocrinos. Aquí te doy algunas recomendaciones:

- **Limpiadores caseros.** Considera la posibilidad de preparar tus propios productos de limpieza usando ingredientes naturales como vinagre, bicarbonato de sodio y aceites esenciales.

- **Marcas naturales.** Busca marcas especializadas en productos naturales y ecológicos. Lee la etiqueta y evita ingredientes como ftalatos, parabenos y fragancias sintéticas.

- **Cosméticos.** Opta por maquillaje y productos de cuidado de la piel con ingredientes naturales. Hay muchas marcas que se basan en la pureza y en la seguridad de sus ingredientes.

Ten cuidado: el *marketing* sabe cómo hacerte pensar que determinadas marcas o productos son ecológicos, aunque no lo sean: colores pastel, dibujos de plantas... Usan cualquier cosa para engatusarte. Comprueba el envase y asegúrate de que tenga el sello «Eco». También encontrarás aplicaciones que indican si el producto tiene ingredientes realmente naturales o no.

Filtra el agua potable

El agua de la llave puede contener contaminantes, incluidos pesticidas y productos químicos industriales. Usar un filtro te ayudará a reducir la exposición. Estos son algunos de los que encontrarás en el mercado:

- **Filtros de carbón activado.** Efectivos para eliminar el cloro, los pesticidas y los compuestos orgánicos volátiles.

- **Filtros de ósmosis inversa.** Ofrecen una filtración más completa, ya que eliminan una amplia gama de contaminantes, incluidos los metales pesados.

- **Filtros de jarra.** Opción conveniente y económica para mejorar la calidad del agua potable en casa.

Evita el uso de plásticos

Los plásticos son una fuente común de disruptores endocrinos como el BPA y los ftalatos. Reducir su uso de minimiza la exposición a estos químicos.

- **Almacenamiento de alimentos.** Utiliza recipientes de vidrio o acero inoxidable para almacenar los alimentos. Evita el uso de bolsas y envolturas de plástico, sobre todo cuando lo que vayas a meter esté caliente o lo vayas a calentar en el microondas. Cuando el alimento está caliente, los tóxicos del envase pasan con mayor facilidad al alimento.

- **Utensilios de cocina.** Decántate por los de materiales seguros como el vidrio, la cerámica, el acero inoxidable y la silicona de alta calidad.

- **Ropa y textiles.** Opta por las fibras naturales como el algodón, el lino y la lana en lugar de los materiales sintéticos que liberan microplásticos.

Medidas adicionales

Además de las estrategias mencionadas, aquí incluyo otras medidas que puedes tomar:

- **Aire limpio en casa.** Mantén una buena ventilación en tu hogar y considera la posibilidad de usar purificadores de aire para reducir la acumulación de tóxicos en el interior.

- **Evita los productos con fragancias sintéticas.** Muchos de estos productos contienen ftalatos, así que te recomiendo que optes por versiones sin fragancia o que uses aceites esenciales naturales para perfumar tu casa.

- **Lee la composición del producto.** Infórmate y aprende a leer la etiqueta de los productos. Conocer los ingredientes te permitirá tomar decisiones más seguras.

CONCLUSIÓN

El conocimiento es poder, y entender cómo las hormonas influyen en diversos aspectos de la vida es un primer paso crucial para vivir de una forma más equilibrada y saludable. A través de la importancia del sueño y el ejercicio físico, la alimentación adecuada y la gestión del estrés, hemos explorado muchas estrategias que te ayudarán a mantener el sistema hormonal a pleno rendimiento. Por otra parte, reconocer los signos de desequilibrios hormonales y saber cuándo buscar ayuda profesional es básico para prevenir y tratar posibles complicaciones de salud.

Espero haberte ofrecido no solo información, sino también la inspiración necesaria para que te conviertas en una participante activa en tu propio bienestar. Me gustaría animarte a que sigas investigando, aprendiendo y tomando decisiones informadas sobre tu salud hormonal. Recuerda que tienes el poder de implementar cambios significativos y positivos en tu vida.

Gracias por acompañarme en este viaje. Tu compromiso con la salud es el primer paso hacia un futuro lleno de vitalidad y equilibrio. Toma el control de tus hormonas, toma el control de tu vida.

BONUS

No podía irme sin dejarte un regalo para agradecerte que hayas llegado hasta aquí, ¡campeona! Aquí vas a encontrar menús para las dos fases más complejas del ciclo, la fase folicular y la fase lútea, además de un menú especial para mujeres gestantes y otro para las que están en perimenopausia o menopausia. Cualquiera de ellos te ayudará a lidiar con el proceso hormonal según el momento de la vida o del ciclo en el que te encuentres en este momento.

¡Si te gustan y te sirven, no olvides compartirlos con las mujeres que te rodean! Y si quieres puedes enviarme una foto cuando se lo mandes, etiquetándome en Instagram: @lara_marin_lopez. ¡Ah! Y en mi página web encontrarás retos y programas a los que, si quieres, puedes apuntarte y aprender más a convivir feliz contigo misma y con el mundo.

En cualquier caso, ten en cuenta que es solo eso, un regalito, pero jamás puede sustituir las recomendaciones de tu médico o nutricionista de confianza. ¡Ojalá te sirva!

Fase folicular

	LUNES	MARTES	MIÉRCOLES
DESAYUNO	Pan tostado con aguacate y jamón Arándanos	*Omelette* con anchoas y queso de cabra u oveja Yogur de coco con frambuesas	Pan tostado con pavo y jitomate natural Fresas
SNACKS Pan tostado con aguacate y pavo *Muffin* de almendras y calabaza Yogur de coco con crema de almendras y frambuesas/arándanos *Cracker* con tahini, arándanos y 1 onza de chocolate 90%			
COMIDA	Ensalada de canónigos con quinoa, jitomates cherri, pepino, champiñones (bien cocinados) y caballa	Crema de calabacita con un poquito de puerro (si estás hinchada, no pongas puerro) Pollo al horno con calabaza y pimiento morrón	Endivias con anchoas Sepia/pescado blanco a la plancha con papa cocida del día anterior
CENA	Brócoli muy bien cocinado (puedes ponerle mostaza) Pollo a la plancha con calabacita	Espinacas con jamón Pavo a la plancha con aguacate	Crema de calabacita con un poquito de puerro (si estás hinchada, no pongas puerro) Huevo a la plancha con jamón + *cracker*

JUEVES	VIERNES	SÁBADO	DOMINGO
Crackers con aguacate, huevo duro y queso de cabra u oveja Piña	Pan tostado con arúgula, aguacate, semillas de calabaza y *tahini* Arándanos	Huevos a la plancha con jamón ibérico y arúgula + *crackers* Yogur de coco con frambuesas	*Omelette* relleno de jitomates cherri y salmón ahumado con queso de cabra u oveja Fresas
Ensalada de arúgula con lentejas, aceitunas, pepino, aguacate, jitomate natural y nueces	Acelgas salteadas con jamón Pavo a la plancha con chips de camote y calabacita	Ensalada de canónigos con arroz basmati, espárragos, aguacate, melva y pepino	Col salteada con aceite de coco Pescado al horno con calabacita y zanahoria
Ejotes con atún Pollo a la plancha	Champiño-nes a la plancha *Omelette* de pavo con queso de cabra u oveja	Berenjena a la plancha (bien escurrida y cocinada) Pescado a la plancha con chips de calabacita	Espinacas con camarones Pescado a la plancha con endivias y mayonesa de aguacate

209

Fase lútea

	LUNES	MARTES	MIÉRCOLES
DESAYUNO	Huevo a la plancha con aguacate y jamón + camote asado Fresas	Omelette con salmón ahumado y jitomate natural Yogur de coco con piña y nueces	Ensalada de papa con melva y aguacate Yogur de coco con frambuesas
SNACKS (solo si tienes hambre) Pan tostado de trigo sarraceno con aguacate y pavo Muffin de almendras y calabaza Yogur de coco con crema de almendras y frambuesas/arándanos Cracker con tahini, arándanos y 1 onza de chocolate 90%			
COMIDA	Ensalada de arúgula con arroz basmati/ quinoa, jitomates cherri, pepino, aceitunas, alcachofas y melva	Setas salteadas con jamón Pescado al horno con brócoli y zanahoria	Espárragos a la plancha Pollo a la plancha con chips de calabacita
CENA	Berenjena a la plancha Pescado a la plancha con espinacas	Crema de calabacita Pavo a la plancha con aguacate	Acelgas con jamón Huevo a la plancha con anchoas

JUEVES	VIERNES	SÁBADO	DOMINGO
Omelette con pimiento morrón asado, anchoas y aguacate Arándanos con nueces de la India	*Crackers* con aceite de coco/ *tahini* y pavo natural + queso de cabra u oveja Yogur de coco con kiwi	Huevos a la plancha con jamón y aguacate Yogur de coco con fresas	Pavo a la plancha con arúgula y aguacate Trocito de pan de betabel
Crema de calabaza con puerro Pescado a la plancha con endivias	Ensalada de canónigos con garbanzos, pimiento morrón asado, calabacita, aguacate y jitomate natural	Espinacas con camarones Pavo guisado con zanahoria, pimiento morrón y calabacita	Crema de calabacitas con acelgas Pescado a la plancha con setas
Brócoli bien cocinado con vinagreta de mostaza Pavo a la plancha con arúgula y rabanitos	Champiñones con jamón Tortilla de espinacas con atún	*Pizza keto* de almendras con pollo, verduras al gusto, jitomate y queso de cabra o de oveja	Endivias a la plancha Tortilla con pavo y queso de cabra u oveja

Plan para mujeres embarazadas

	LUNES	MARTES	MIÉRCOLES
DESAYUNO	Pan tostado de trigo sarraceno con aguacate y pollo + queso de cabra u oveja Arándanos con almendras	Omelette con pavo Yogur de coco con frutos rojos, kiwi, crema de almendras y nueces + chocolate 90%	Omelette con pollo y aguacate + cracker Yogur con manzana y nueces

SNACKS
Muffin de almendras y calabaza
Yogur de cabra u oveja con crema de almendras y frambuesas
Cracker con tahini, arándanos y 1 onza de chocolate 90%
Pan tostado con aguacate y pavo natural
Yogur de coco con fresas y chocolate

	LUNES	MARTES	MIÉRCOLES
COMIDA	Crema de calabacita con espinacas Pescado a la plancha con chips de zanahoria	Ensalada de arúgula con lentejas, aceitunas, pepino, aguacate y pesto de albahaca + queso de cabra u oveja	Ejotes salteados Pescado a la plancha con champiñones y papa cocida
CENA	Canónigos con jitomates cherri Pollo a la plancha con mayonesa de aguacate	Crema de calabaza con caldo de huesos Pavo a la plancha con alcachofas	Brócoli bien cocinado con mostaza Papa cocida con atún, jitomate y aguacate

JUEVES	VIERNES	SÁBADO	DOMINGO
Pan tostado con aguacate, pollo natural y queso de cabra u oveja Piña con nueces de la India	Pan tostado de trigo sarraceno, arúgula, aguacate y jamón cocido Fresas con almendras	*Omelette* con jamón ibérico y queso de cabra u oveja Panqué de calabaza y almendras	*Omelette* relleno de arúgula, jitomates cherri y caballa + *crackers* Plátano con crema de cacahuate
Ensalada de arúgula con quinoa, mejillones, espárragos, jitomates cherri y salsa de yogur de coco con lima y cilantro	Espárragos a la plancha Pollo guisado con calabaza, puerro y pimiento morrón	Crema de calabacita con puerro Sepia a la plancha con arroz basmati, canónigos, aguacate y jitomates cherri	Alcachofas salteadas con jamón Pescado al horno con calabacita y zanahoria
Endivias a la plancha con puerro Tortilla francesa con pimiento morrón asado y melva	Champiñones a la plancha *Omelette* de calabacita y queso de cabra u oveja	Espinacas salteadas con camarones y cebolla Pescado a la plancha con chips de calabacita	Espárragos a la plancha Pescado a la plancha con papa cocida y mayonesa de aguacate

213

Plan para mujeres en perimenopausia o menopausia

	LUNES	MARTES	MIÉRCOLES
DESAYUNO	*Omelette* con jamón y aguacate Yogur de coco con fresas y nueces	Pan tostado con arúgula y pavo natural Frambuesas	*Omelette* con pimiento morrón asado y anchoas Yogur de coco con arándanos y almendras

SNACKS
Pan de linaza con pavo y aguacate
Cracker con *tahini*, arándanos y 1 onza de chocolate 90%
Yogur de coco con fresas y chocolate
Yogur de cabra u oveja con crema de almendras y frambuesas
Pan tostado de trigo sarraceno con aguacate y pavo natural

	LUNES	MARTES	MIÉRCOLES
COMIDA	Crema de calabacita con acelgas y zanahoria Pollo a la plancha con jitomate natural	Ensalada de arúgula con pepino, lentejas, aguacate, rabanitos y pesto de nueces con albahaca	Espárragos muy bien cocinados con jamón Sepia a la plancha con papa cocida
CENA	Espinacas salteadas con camarones Pollo a la plancha	Crema de calabaza con caldo de huesos Pavo a la plancha con jitomate natural	Caldo de huesos con pollo desmenuzado y verduras Pollo a la plancha con mayonesa de aguacate

JUEVES	VIERNES	SÁBADO	DOMINGO
Pan tostado con salmón ahumado y queso de cabra u oveja Kiwi	*Crackers* con canónigos y aguacate + jamón ibérico Frambuesas	*Omelette* con pollo y arúgula + *crackers* con *tahini* Piña	*Crackers* con huevo pochado, melva y jitomate natural Fresas
Canónigos con aguacate, camote asado, pepino, rabanitos y queso de cabra u oveja Pescado a la plancha	Crema de calabacita Ensalada de canónigos con mejillones, caballa, pimiento morrón y setas	Jitomate natural con aguacate y anchoas Pollo al horno con zanahoria y brócoli (si estás hinchada, cuécelo antes y come solo la parte del árbol)	Col salteada con aceite de coco y nueces de la India Pavo a la plancha con aguacate
Champiñones a la plancha con jamón Pescado a la plancha	Crema de calabacita con acelgas *Omelette* con pavo	Endivias a la plancha con anchoas Pescado a la plancha con chips de calabacita y mayonesa casera con aceite de oliva	Espárragos a la plancha con jamón Pollo a la plancha

AGRADECIMIENTOS

A mis hijos, por entender mis madrugones y perdonar los momentos robados, incluso en vacaciones. Gracias por su paciencia y amor incondicional.

A mis amigas, por sostenerme en mis miedos y por recordarme, una y otra vez, que soy capaz, incluso cuando yo misma lo dudaba.

A mi hermana, por ser siempre una fuente infinita de inspiración y por intentar, con infinita paciencia, que fuera más organizada (aunque no siempre lo haya logrado).

A mis padres, por enseñarme con su ejemplo la importancia del esfuerzo, la perseverancia y la sabiduría para enfrentar la vida con valentía.

A mis editoras, por su comprensión infinita y el cariño con el que me han acompañado en este proceso.

Y a mi amor, por creer en mí con tanta fuerza y estar a mi lado en cada paso de este camino, incluso en los momentos más difíciles.

NOTAS